CONTRIBUTION A L'ÉTUDE

DE LA

PRÉPARATION ET DE L'ANALYSE

DE QUELQUES AMPOULES

POUR INJECTIONS HYPODERMIQUES

PAR

Henri DUPRÉ

Pharmacien de 1re classe.
Docteur en pharmacie,

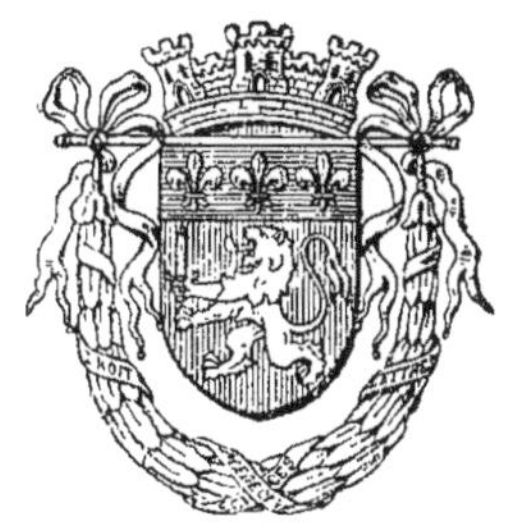

LYON

IMPRIMERIE J. SAILLARD

15, RUE BOUTEILLE, 15

1912

CONTRIBUTION A L'ÉTUDE

DE LA

PRÉPARATION ET DE L'ANALYSE

DE QUELQUES AMPOULES

Pour injections hypodermiques.

CONTRIBUTION A L'ÉTUDE

DE LA

PRÉPARATION ET DE L'ANALYSE

DE QUELQUES AMPOULES

POUR INJECTIONS HYPODERMIQUES

PAR

Henri DUPRÉ

Pharmacien de 1re classe.
Docteur en pharmacie,

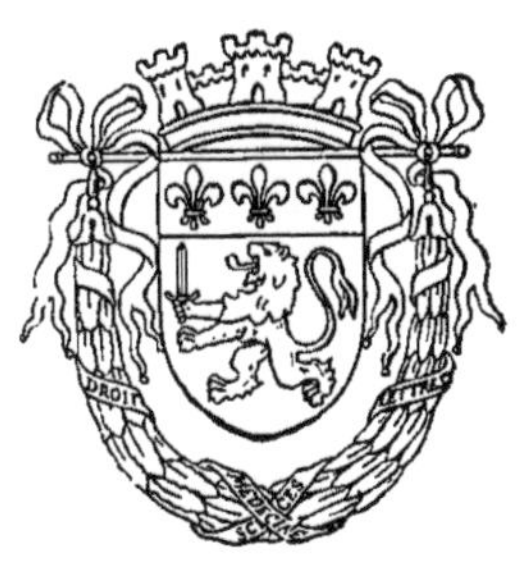

LYON

IMPRIMERIE J. SAILLARD

15, RUE BOUTEILLE, 15

—

1912

A MON PÈRE

Au moment de terminer mes études, que la première expression de ma reconnaissance soit pour mon père qui fut mon premier maître, et dont les conseils autorisés me furent si utiles.

A MA MÈRE. — A MON FRÈRE

Très faible témoignage de toute mon affection.

A MES PARENTS. — A MES AMIS

A mon Président de Thèse :

Monsieur le Professeur PIC

Professeur de Thérapeutique à la Faculté de Médecine de Lyon,
Médecin des Hôpitaux

*Nous n'oublions pas qu'il nous a fait le
très grand honneur d'accepter la prési-
dence de notre thèse ; qu'il soit assuré de
notre respectueuse et sincère gratitude.*

A Monsieur le Professeur Agrégé MOREAU

*Qui nous a suggéré le choix de cette thèse
et qui nous a guidé de ses conseils. Qu'il
nous permette de lui exprimer ici nos
plus vifs sentiments de reconnaissance.*

INTRODUCTION

La médication hypodermique a pris, depuis quelques
années, une place considérable en thérapeutique. Elle
présente, en effet, l'avantage d'introduire les substances
actives dans l'organisme, dans les conditions où elles pos-
sèdent le maximum d'activité, joint à une grande rapidité
d'action.

Cette pratique si commode entraîne cependant avec
elle quelques inconvénients, dont le principal est le
passage direct de la solution injectée dans le sang. Aussi,
la préparation des ampoules pour injections hypodermiques demande-t-elle des précautions et des manipulations
spéciales. Le pharmacien, lorsqu'il doit préparer de telles
solutions, est, en général, un peu perplexe, d'autant plus
que le Codex ne mentionne succinctement que quelques
solutions pour injections hypodermiques (caféine, chlorhydrate de cocaïne, chlorhydrate de morphine, chlorhydrate basique de quinine), et qu'il ne dit pas un mot de la
confection des ampoules.

Nous avons pensé que le pharmacien doit pouvoir préparer assez facilement des ampoules, d'autant plus que
certains médecins ordonnent des ampoules à formules
complexes pas toujours faciles à trouver dans le commerce;

et, quand bien même on se les procurerait, il en résulte toujours une perte de temps appréciable.

Partant de cette idée, nous avons cru qu'il serait profitable de condenser dans un travail toutes les manipulations que comporte la confection des ampoules en nous en tenant aux choses les plus essentielles et les plus pratiques pour le pharmacien, dont les instants sont le plus souvent à la merci de la clientèle.

Notre travail comporte trois parties :

Dans une *première partie* nous étudierons la préparation des ampoules.

Elle comporte plusieurs chapitres :

Dans un premier chapitre nous parlerons de la préparation des solutions, des différents modèles d'ampoules, de la nature du verre employé, etc.

Dans le deuxième chapitre nous passerons en revue la technique du remplissage des ampoules.

Dans le chapitre III nous examinerons les différents procédés de stérilisation.

La *deuxième partie* sera consacrée à l'étude d'ampoules spéciales que le pharmacien doit connaître, bien qu'il ne les prépare pas toujours : sérums, eau de mer, eaux minérales, solutions d'organes injectables, métaux colloïdaux, 606.

La *troisième partie* comprendra les résultats des analyses que nous avons faites sur différentes ampoules trouvées dans le commerce. Nous avons pensé, en effet, que le pharmacien, n'ayant pas toujours le temps et les appareils nécessaires pour préparer les ampoules, doit être renseigné sur ce qu'on lui vend et, par conséquent, doit pouvoir se rendre compte de la nature et de la quantité des médicaments renfermés dans les ampoules. Nous avons pris à cet effet toute une série d'ampoules dont la teneur en médicaments nous paraissait difficile à réaliser. . Nous avons recherché d'abord si nous avions bien la solution du médicament demandé ; ensuite nous en avons fait le dosage en employant des procédés pratiques. Nous avons aussi recherché, dans certains cas, les dissolvants employés pour exécuter la solution de certains médicaments qui ne sont solubles dans l'eau distillée qu'à des doses inférieures à celles annoncées.

CONTRIBUTION A L'ÉTUDE

DE LA

PRÉPARATION ET DE L'ANALYSE

DE QUELQUES AMPOULES

Pour injections hypodermiques.

PREMIÈRE PARTIE

PRÉPARATION DES SOLUTIONS

La préparation des ampoules comporte une série de manipulations qui doivent être effectuées minutieusement. Et, tout d'abord, il s'agira de préparer les solutions. Elles s'obtiennent, pour chaque corps, au moyen de dissolvants appropriés indiqués par la théorie et l'expérience. Je parle de solutions, mais, pour certains médicaments insolubles, on doit se contenter de suspensions dans des véhicules convenables.

Il faut, en tous cas, se servir de produits chimiquement purs ; les impuretés peuvent avoir, en effet, une action toute différente de celle du médicament que l'on veut administrer, et même, dans certains cas, être toxiques.

L'eau récemment distillée doit être vérifiée au point de vue de l'absence de sels minéraux. On verra plus loin l'importance de la présence de sels alcalins.

Pour les solutions ou suspensions huileuses, on se sert de l'huile d'olives, d'arachides ou d'amandes douces.

Mais, quelle que soit l'huile employée, elle doit être purifiée, c'est-à dire débarrassée des acides gras. Pour ce faire, le Codex indique le procédé suivant :

Huile d'olives. 100
Alcool à 95 degrés 60

Mettez l'huile dans un flacon de 250 centimètres cubes environ, ajoutez 30 grammes d'alcool, mélangez et laissez en contact trois jours en ayant soin d'agiter de temps en temps. Décantez l'alcool surnageant ; ajoutez le reste de l'alcool, agitez et décantez à nouveau aussi complètement que possible. Chauffez l'huile dix minutes dans une capsule de porcelaine au bain de sable à une température qui ne devra pas dépasser $+ 115$ degrés.

D'après Lesure, l'huile ainsi traitée ne présente pas un indice d'acidité tout à fait nul. Dans la pratique, on doit pouvoir s'en contenter.

On se sert, quelquefois, de corps gras autres que l'huile. Pour l'huile grise, par exemple, on emploie la vaseline et la lanoline. Ces deux produits doivent répondre aux essais du Codex et la vaseline devra être absolument neutre.

Quoi qu'il en soit, les solutions ou suspensions doivent être faites avec beaucoup de soins et le plus vite possible. On comprend aisément que la stérilisation sera d'autant plus difficile qu'on opérera plus lentement, car plus la manipulation sera longue, plus on aura de chances d'y laisser introduire des microbes.

On a recours le moins possible à la chaleur comme agent dissolvant, de façon à ne pas altérer les produits et à ne pas concentrer les solutions.

Certains corps ont besoin d'adjuvants pour se dissoudre : la caféine, par exemple, exige du benzoate ou du salicylate de soude, l'iodure mercurique de l'iodure de potassium, le benzoate de mercure du chlorure de sodium ou du benzoate d'ammoniaque, etc. Il est évident que l'on doit se conformer, pour effectuer ces solutions, aux formules admises. Nous ne pouvons les passer en revue parce que cela nous entraînerait trop loin et aussi parce qu'elles existent dans tous les formulaires.

Voici donc notre solution faite. Est-elle absolument limpide ? N'y a-t-il pas dans les corps dissous ou même dans l'eau distillée de petits corpuscules ? C'est ce qui arrive souvent. On doit donc filtrer la solution pour qu'elle soit rigoureusement limpide. On se sert à cet effet de coton hydrophile répondant aux essais du Codex, c'est-à-dire qu'il ne contient pas de sels minéraux et ne présente aucune trace d'acidité. On peut employer aussi le papier filtre, mais il est recommandé de se méfier de certains qui contiennent des sels de fer et quelques-uns sont si alcalins que, d'après Lesure, la morphine serait précipitée dans les solutions de chlorhydrate de morphine. Notons en passant que si l'on se sert de la bougie comme moyen de stérilisation, la solution n'a pas besoin d'être filtrée.

DIFFÉRENTES AMPOULES EMPLOYÉES. — NATURE DU VERRE

La solution étant faite, occupons-nous maintenant des récipients, des ampoules dans lesquelles nous allons enfermer les solutions.

Les détails techniques de leur fabrication intéressent peu

le pharmacien. Regardons pourtant un instant travailler le
souffleur de verre. On se sert de tubes de verre. Ils sont
nettoyés à l'éther intérieurement et extérieurement, de
façon à ce qu'ils soient parfaitement dégraissés et nets.
Puis ils sont distribués aux souffleurs de verre. Au moyen
du chalumeau, dont la soufflerie est actionnée par l'air
comprimé, le souffleur chauffe le tube de façon à le ramol-
lir ; il l'étire pour obtenir une pointe effilée, une aigrette.
Puis, il chauffe un peu plus loin pour obtenir une seconde
aigrette et ainsi de suite sur toute la longueur du tube, ce
qui arrive à donner, comme on le voit sur la figure, une

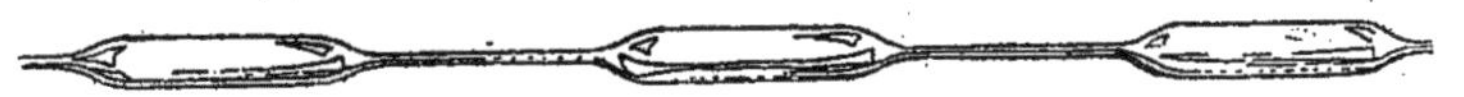

Fig. 1.

série de renflements et d'étranglements : les premiers
représentent les ampoules, les seconds les pointes.

Pour l'ampoule moulée, le souffleur commence à faire
sa pointe effilée, puis il cherche à réaliser un renflement
de forme olive. Quand il l'a obtenu, il place l'olive dans un
moule chauffé. Mais cette ampoule est cassante, on doit
la recuire à la flamme d'un chalumeau auquel on supprime
l'arrivée de l'air.

On fabrique des ampoules de différentes formes plus ou
moins commodes. Nous en avons réuni ici quelques-unes.

Les deux derniers modèles (5 et 6) sont les plus fréquemment employés.

On se sert ordinairement de verres blancs.

Pourtant, certains produits étant décomposés par la
lumière, on a recours alors à des verres colorés capables

d'arrêter les rayons chimiques. Mais à quelle couleur doit-
on s'arrêter ? Théoriquement, elle doit varier avec la nature
du médicament.

Pour chaque substance, le verre employé devra absorber
les rayons les plus actifs sur sa décomposition. Pourtant,
il semble difficile d'avoir une couleur spéciale pour chaque
catégorie d'ampoules. On croyait que le verre bleu était
le meilleur pour entraver les décompositions chimiques.

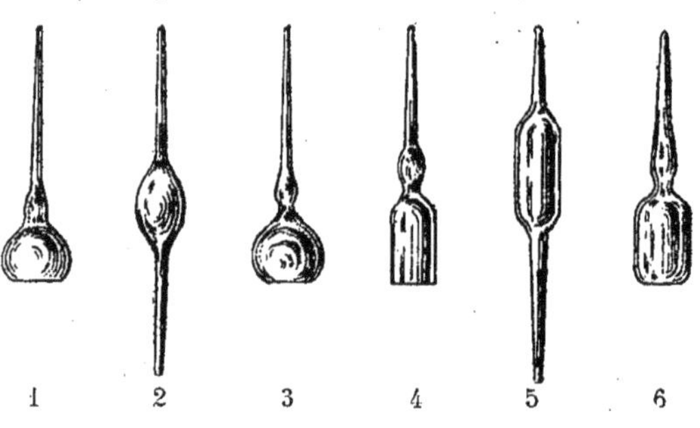

Fig. 2.

Mais on s'est aperçu que, bien au contraire, il laissait
passer tous les rayons chimiques et, partant, n'était pas
préférable aux verres blancs. Les verres jaunes, au contraire, arrêtent les radiations chimiques et c'est à ceux-ci
que l'on doit s'adresser pour assurer le maximum de conservation des ampoules. Quelques fabricants enveloppent
les ampoules en verre jaune dans du papier rouge. C'est là
une précaution probablement très suffisante.

Un facteur d'une extrême importance est la nature du
verre. Il faut, avant la fabrication des ampoules, faire des
essais pour déterminer la composition du verre à employer.

Il ne faut pas qu'il soit calcique (verre ordinaire), ni plombique (cristal), et surtout il faut qu'il ne cède à l'eau qu'une trace d'alcali. Il arrive que certains verres alcalins ou plombiques donnent lieu après la stérilisation à la formation d'un précipité ou d'un composé soluble qui peut être toxique.

Tous les verres sont plus ou moins alcalins. Il faut donc en faire l'essai et doser cette alcalinité.

Essai des verres. — Quelques ampoules sont remplies, les unes, d'une solution de chlorhydrate de morphine, les autres, d'un sérum phosphaté (Chéron, par exemple), enfin un troisième lot de sérum physiologique ordinaire (chlorure de sodium à 7 pour 1.000).

Les ampoules fermées sont autoclavées à 120 degrés pendant une heure. On s'assure qu'après refroidissement complet les verres restent limpides. Si les verres étaient alcalins, on observerait dans les premières ampoules (chlorhydrate de morphine) un précipité cristallin de morphine. S'ils étaient calcaires, le sérum de Chéron serait troublé par formation de phosphate de chaux et enfin, s'ils étaient plombiques, les sérums phosphaté et physiologique chloruré contiendraient un précipité de sels plombiques.

On peut compléter ces essais en ouvrant séparément chaque catégorie d'ampoules et déterminant pour les unes l'alcalinité du liquide, tandis que, dans les autres, on essaie de déceler la présence de sels calcaires et plombiques.

L'alcalinité du verre a une grande importance s'il s'agit d'ampoules de chlorhydrate de cocaïne et d'une façon générale de produits facilement hydrolysables.

Ribaut et Duffour ont montré qu'en stérilisant des ampoules de chlorhydrate de cocaïne, une partie de l'alcaloïde est toujours décomposée, quel que soit le verre employé, mais, d'après eux, ce dédoublement peut être considéré comme négligeable avec des verres cédant très peu d'alcali ou avec des verres relativement très alcalins lorsque la température ne dépasse pas 100 degrés.

L'emploi de températures élevées devient dangereux même avec des verres moyennement alcalins. Le dédoublement du chlorhydrate de cocaïne peut atteindre 60 pour 100 quand on arrive à 123 degrés. Il se produit surtout de la benzoylecgonine avec une quantité bien moindre d'ecgonine.

Pour mesurer l'alcalinité du verre on effectue les essais suivants :

On remplit les ampoules d'eau et on les porte à l'autoclave pendant deux heures à 130 degrés et on mesure ensuite l'alcalinité avec NaOH N/10 et la phénolphtaléine comme indicateur. Comme terme de comparaison pour un verre peu alcalin, l'alcalinité de 100 centimètres cubes d'eau au sortir de l'autoclave est représentée par un demi-centimètre cube de NaOH N/10, alors que pour un verre très alcalin elle sera de 40 centimètres cubes.

M. Baroni a donné un moyen simple pour savoir si le verre cède de l'alcali à l'eau. Il prépare des solutions neutres de chlorhydrate de morphine à 1 et 2 pour 100, d'azotate de strychnine à 0,50 pour 100, de bichlorure de mercure à 1 pour 100 et les enferme dans les ampoules à examiner. Il les porte une demi-heure à l'autoclave. On n'observe aucune altération si le verre est neutre. Il se forme un dépôt cristallin et même un changement de coloration si le verre est alcalin.

Diau a observé que le verre d'Iéna et le verre potassique supportent une longue ébullition à l'autoclave et conservent intactes les solutions.

Grubler recommande, pour les solutions de chlorhydrate de morphine et d'adrénaline, de vérifier les verres d'après la méthode de Schneider et Suss. On remplit les ampoules d'eau distillée avec 1 centième de solution de phénolphtaléine et on les chauffe trente minutes à la vapeur fluente. Les verres restés incolores sont bons.

Comme conclusions de cet essai du verre je cite celles de Lesure qui en a fait une étude très détaillée.

On devra employer :

1º Pour les solutions de composés hydrolysables (type cocaïne), des verres neutres, c'est-à-dire ne cédant pas d'alcali appréciable à l'alizarine sulfoconjuguée (qui donne une teinte chamois à la neutralité), dans les conditions habituelles de stérilisation à l'autoclave ; exemple : verre d'Iéna, Sérax, de Cologne ;

2º Pour les solutions salines formant avec la chaux des composés insolubles (phosphates, arséniates), des verres non calcaires (à base d'alumine, zinc, magnésie) : verres précédemment cités par exemple ;

3º Pour les solutions un peu moins altérables (cacodylate et méthylarsinate de soude, sels de strychnine, spartéine, mercure, etc.), on aura cependant recours de préférence aux verres très peu alcalins ;

4º Pour les solutions de bromures, chlorures, iodures, on devra exclure les verres qui renferment du plomb.

L'essai du verre ayant été effectué, il reste, avant de procéder au remplissage des ampoules, à les laver. Thomann conseille d'opérer ainsi :

On les fait bouillir ouvertes avec de l'eau distillée. Pendant l'ébullition, les ampoules surnagent. On retire du feu et on verse au milieu, sur les ampoules surnageantes, de l'eau distillée froide.

Par refroidissement, l'eau est aspirée par les ampoules. On fait bouillir à nouveau, ce qui a pour effet de chasser la plus grande partie de l'eau des ampoules. L'eau qui reste est chassée par des secousses ou si l'on fait le remplissage immédiatement, en exposant les ampoules à la flamme d'un Bunsen, ce qui expulse l'air et l'eau. Il peut arriver que l'on n'emploie pas les ampoules immédiatement; on achève alors leur dessiccation en les portant une heure à 160 degrés et on les conserve dans une boîte métallique stérilisée, ce qui a pour avantage d'avoir des ampoules lavées et stériles.

REMPLISSAGE DES AMPOULES

Voici nos ampoules prêtes à être remplies. Comment va-t-on effectuer cette manipulation? Disons tout de suite un mot des grosses ampoules (sérums artificiels). On peut les remplir directement par pression ou par aspiration, à l'aide d'un tube de verre et de caoutchouc. Pour l'aspiration, on se sert d'une trompe à eau en reliant une extrémité de l'ampoule à la trompe et l'autre au récipient contenant la solution.

Pour les petites ampoules, il existe de nombreux procédés.

Si on a un petit nombre d'ampoules à préparer, on peut opérer de plusieurs façons :

1° Les ampoules sont ouvertes à leurs deux extrémités;

on les remplit par aspiration au moyen de la bouche ou d'une poire en caoutchouc et par l'intermédiaire d'un tube de caoutchouc ;

2° Un moyen pratique et qui n'exige aucun appareil spécial est le suivant : on porte successivement le corps de chaque ampoule ouverte à une seule extrémité dans la flamme d'un Bunsen pendant quelques secondes et on plonge cette ampoule dans un récipient contenant de l'eau distillée filtrée à une hauteur inférieure à celle de la pointe de l'ampoule. La contraction de l'air, pendant le refroidissement, produit une diminution de pression à l'intérieur de l'ampoule et une petite quantité d'eau y pénètre. On retire l'ampoule en la renversant, de façon à ce qu'une partie du liquide vienne mouiller la pointe fermée ; puis on chauffe de nouveau l'ampoule, d'abord dans sa partie médiane, ce qui produit l'ébullition de l'eau ; la vapeur émise chasse le liquide voisin de l'ouverture. A ce moment, en imprimant une légère secousse ou encore en chauffant la pointe fermée, la petite quantité d'eau qui y restait adhérente s'échappe et arrivant au contact de la paroi chaude se vaporise et sort en fusant hors de l'ampoule. C'est à ce moment précis que celle-ci doit être plongée dans la solution médicamenteuse par sa pointe ouverte ; pendant le refroidissement qui s'ensuit, le remplissage de l'ampoule se fait immédiatement. Il ne reste plus qu'à fermer au moyen d'un Bunsen la pointe ouverte après avoir chassé la petite colonne de liquide qui reste dans cette pointe.

Nous venons de voir deux procédés pratique quand on ne doit préparer qu'un petit nombre d'ampoules, nous allons passer en revue les appareils spéciaux qui permettent le remplissage rapide de beaucou   's.

Le procédé le plus répandu utilise la cloc   n
dispose sous celle-ci les ampoules dans un
la pointe brisée tournée en bas. Un bouchou
la cloche est percé de trois trous : l'un donne
tube à robinet de la trompe à eau ; un autre, l
ment entonnoir à brome, sert à l'introduction du
le troisième, tube à robinet, communique avec l'.
rieur. On fait le vide jusqu'à environ 70 centime   _
mercure. On ferme le robinet de communication. On laisse
tomber la solution dans le cristallisoir et enfin on ouvre
lentement le robinet de communication avec l'air extérieur
dont la rentrée dans la cloche donne une pression suffisante pour faire monter la solution dans les ampoules.

On a construit beaucoup d'appareils basés sur ce procédé. Je n'en décrirai qu'un : celui de Leune, de Paris,
qui peut être considéré comme type général. Il se compose :

1° D'un dessiccateur fermé par un couvercle à douille
et pourvu, latéralement, d'un ajutage auquel sera adapté
un tube à robinet muni de coton ;

2° D'un système porte-bougie (pour les solutions qu'on
stérilise par filtration) ;

3° D'un vase intérieur stérilisable.

Fonctionnement. — 1° On ouvre le vase intérieur ;
on dispose les plaques de porcelaine perforées qui supportent les ampoules, la pointe brisée tournée en bas ;

2° Le vase intérieur qui a été stérilisé au besoin est
descendu dans le dessiccateur ; le système porte-bougie est
adapté au haut de l'appareil (inutile de dire que, si on ne
se sert pas de bougie, elle est remplacée par un appareil

quelconque, un entonnoir à robinet ou une boule à décantation) et on place le couvercle sur le tout ;

3° On met le tube latéral en communication avec la

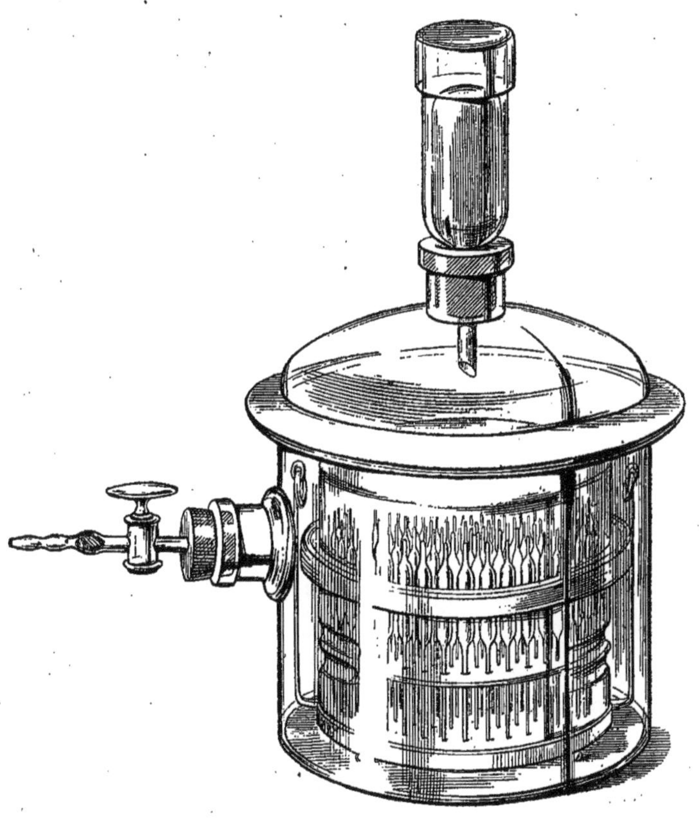

Fig. 3.

trompe et on opère comme pour la cloche à vide ordinaire
(voir précédemment) ;

4° Pour faire sortir les gouttelettes de liquide qui restent toujours dans l'extrémité de l'ampoule, on ouvre le

dessiccateur, on sort le vase intérieur et on le retourne d'un seul coup sens dessus dessous. On replace le vase retourné dans le dessiccateur, on remet le couvercle et on fait agir la trompe pendant un instant. Les gouttelettes sont aspirées au dehors. On laisse de nouveau rentrer l'air et l'on n'a plus qu'à sceller les ampoules à la lampe.

M. Moreau donne la manière de confectionner un appareil pratique et peu coûteux. Il se compose d'un bocal ordinaire avec un couvercle en étain qui se visse et fermant le mieux possible. On peut assurer la fermeture en recouvrant la jonction couvercle et vase par un anneau de caoutchouc souple approprié. Le couvercle est percé d'un orifice dans lequel est fixé un bouchon de caoutchouc à trois trous, dont l'un laisse passer un tube coudé à angle droit communiquant avec la trompe ; l'autre, le tube d'un entonnoir à décantation avec robinet et contenant la solution à répartir. Le troisième laisse passer un tube coudé à angle droit et muni d'un tube de caoutchouc fermé par une pince de Mohr. Les ampoules, dont une extrémité seule est ouverte, sont placées dans le bocal, la pointe ouverte en bas, et l'on opère au moyen de la trompe comme dans l'appareil précédent.

Berlioz et Dufflocq indiquent un appareil qui est formé d'un récipient en métal nickelé, dans lequel on introduit le liquide. Par-dessus est disposé un diaphragme percé de trous, par où s'engagent les pointes ouvertes des ampoules qui, tournées en bas, plongent dans le liquide. Le couvercle, percé d'un trou, laisse passer une tige munie d'un anneau. On laisse vingt minutes à 120 degrés à l'autoclave. Après refroidissement, l'appareil est placé sous une cloche à vide où l'on fait le vide au moyen de la trompe. On ferme le robinet de communication, on laisse rentrer l'air filtré sur du coton stérilisé et les ampoules se remplissent comme précédemment.

M. H. Reddé vient de présenter dernièrement un appareil destiné à remplir les ampoules pour l'hypodermie au comptoir même de l'officine sans aucune installation accessoire. C'est une pissette à répartition de forme spéciale ; un flacon muni d'un bouchon en caoutchouc percé de trous dans lesquels passent :

Un tube deux fois recourbé à angle droit, à l'extrémité extérieure duquel est soudé un tube droit en platine d'un diamètre assez petit pour pouvoir entrer dans la pointe d'une ampoule et assez gros toutefois pour que le liquide puisse y passer facilement ; ce tube plonge jusqu'au fond du flacon ;

Un deuxième tube, deux fois recourbé également, et ne plongeant pas dans le liquide, pourvu d'une poire sur la panse de laquelle est percé un trou rond que l'on peut obturér avec la pulpe du pouce en appuyant pour exercer une pression d'air dans l'intérieur du flacon. Ce trou a pour but, si l'on veut opérer aseptiquement (le tube portant la poire étant muni d'un tampon de coton et le tout ayant été autoclavé), d'empêcher la rentrée de l'air par l'aiguille lorsqu'une portion du liquide a été chassée dans les ampoules.

Le troisième trou est muni d'une baguette de verre servant de bouchon dans les cas ordinaires. On peut la remplacer par un entonnoir à robinet dont la manœuvre facilitera le remplissage du flacon dans les cas de préparation d'une assez grande quantité d'ampoules. C'est sur ce trou également qu'on pourra fixer une bougie filtrante

dans les cas de liquide ne supportant pas la stérilisation
par la chaleur. Il est alors nécessaire de stériliser
préalablement les ampoules et l'appareil à l'autoclave.

Mode d'emploi. — La solution étant préparée, la filtrer
dans le flacon sur lequel on ajuste le bouchon muni de ses
tubes. Mettre le flacon dans le support comme l'indique la
figure. Prendre alors une ampoule de la main droite et en
introduire l'extrémité effilée ouverte sur le tube de platine

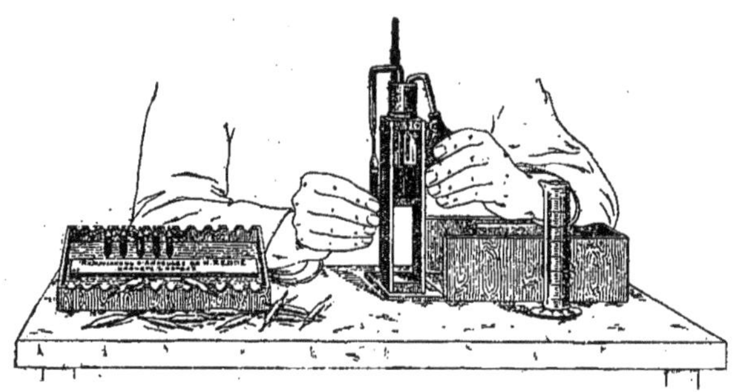

Fig. 4.

d'un mouvement vertical, en appuyant l'extrémité des
doigts le long du support pour se guider. Appuyer sur la
poire de la main gauche en obturant le trou avec la pulpe
du pouce : l'ampoule remplie, lâcher la poire et placer l'ampoule, l'extrémité ouverte dans une des encoches du couvercle retourné, et qui sert par conséquent de support
pour les ampoules remplies. Il n'y a plus qu'à fermer les
ampoules à la lampe et les stériliser.

Cet appareil n'est pas destiné à l'industrie, mais au
pharmacien, à son officine, où il lui rendra des services
du même ordre que le cacheteur ou le pilulier.

Cazaux, pour le remplissage, se sert tout simplement de l'autoclave, où il place les ampoules, la pointe ouverte plongeant dans le liquide. On laisse le robinet d'échappement ouvert jusqu'après le premier jet de vapeur. On chauffe à la température et pendant le temps nécessaire à la stérilisation. On laisse refroidir l'appareil ; le vide s'est produit dans l'autoclave et les ampoules. Il suffit d'ouvrir peu à peu le robinet pour que, l'air pénétrant et faisant pression sur le liquide, les ampoules se remplissent.

Ce procédé a deux inconvénients. La condensation de la vapeur d'eau dans l'autoclave vient modifier la composition du liquide injectable et, d'autre part, la rentrée de l'air non stérile peut contaminer la solution. Aussi Gérard recommande-t-il de placer les ampoules dans un flacon à large goulot qu'on recouvrira d'un entonnoir dont la douille sera obstruée par un tampon de coton. Mais encore ce ne sera pas un procédé parfait, car la base de l'entonnoir pourra laisser passer de l'air contaminé.

On peut éviter cet inconvénient, d'après Lesure, en se servant de l'autoclave de Sorel, dans lequel la rentrée de l'air se fait par un tube de platine pouvant être chauffé au rouge.

Paillard se sert d'un appareil spécial, le remplisso-doseur, dans lequel la solution passe dans de petits tubes gradués à robinets et auxquels les ampoules sont adaptées. Cet appareil a l'avantage de ne mettre dans l'ampoule que juste la quantité voulue, 1 centimètre cube par exemple, ce qui est un avantage pour les ampoules auto-injectables. Pour les autres ampoules qui sont le plus souvent employées, il sera utile d'introduire une quantité de liquide un peu supérieure (1 cc. 1/3) à celle que l'on devra employer, la mesure devant se faire dans la seringue. Cet excès a pour but de compenser les pertes dans le transvasement du liquide de l'ampoule dans la seringue.

STÉRILISATION DES AMPOULES

L'ampoule est remplie et fermée; il reste maintenant à la stériliser. On sait, en effet, que les liquides destinés à être employés en injections hypodermiques doivent être absolument privés de tout germe pathogène, qui pourrait donner des accidents plus ou moins graves.

Par les antiseptiques.

Il était tout naturel de s'adresser aux antiseptiques pour obtenir des ampoules privées de microorganismes, puisque leur rôle est de les détruire. Le nombre des substances capables d'arrêter la vie des microbes est considérable et chaque jour voit s'accroître leur liste, déjà bien longue. Il semble donc que nous péchions par excès de richesse. A y regarder de plus près, on s'aperçoit qu'il n'en est rien, que beaucoup sont loin d'avoir fait leurs preuves et que ceux mêmes estimés les plus puissants ont leurs défaillances et, en tout cas, sont loin de répondre à toutes les indications. Le pouvoir bactéricide est, en effet, une propriété essentiellement contingente variant dans une large mesure suivant l'espèce microbienne, le milieu, etc.

D'une façon générale, les bactéries non sporulées sont beaucoup plus sensibles à l'action des antiseptiques. Les spores, au contraire, présentent une très grande résistance et peuvent survivre à l'action, même prolongée, des antiseptiques les plus puissants.

Guttmann a observé que les spores du charbon pouvaient végéter après avoir séjourné trente-sept jours dans une solution d'acide phénique à 50 pour 1.000. Le sublimé lui-même à 1/1.000e met, d'après Truchot, quinze jours pour détruire le virus de la septicémie puerpérale. On sait que le bacille typhique est non seulement épargné, mais isolé par le phénol en solution.

Après de telles expériences sur des antiseptiques puissants, quelle confiance pouvait-on avoir dans l'action microbicide de substances reconnues beaucoup moins actives, telles que la glycérine, le borax, l'acide salicylique, l'eau de laurier-cerise, l'eau de menthe et de cannelle, la créosote, le thymol, le camphre, que l'on employait ordinairement pour les ampoules?

Mais les antiseptiques offraient d'autres inconvénients. D'abord celui d'introduire dans la circulation des substances plus ou moins toxiques qui pouvaient être nuisibles à certains malades n'éliminant pas bien. De plus, il était souvent difficile d'associer un médicament à un antiseptique, car on se heurtait fréquemment à une incompatibilité chimique pouvant supprimer tout effet curatif.

Donc, stérilisation très relative, action nocive sur l'organisme, voilà deux écueils qui suffisaient à faire abandonner les antiseptiques comme agents stérilisateurs des ampoules.

Pourtant, dans quelques cas particuliers, ils sont encore employés. Dans certains sérums (Chéron par exemple), quelques préparateurs ajoutent encore une petite quantité de phénol et l'Institut Pasteur, qui introduisait autrefois dans les sérums antidiphtériques et antitétaniques une parcelle de thymol ou de camphre, emploie encore le phénol pour le sérum de la peste bovine.

On pourrait donc admettre que, dans quelques cas très rares, où l'on ne peut faire une stérilisation complète, on ajoute un agent conservateur qui, s'il ne tue pas toutes les bactéries existantes, aura peut-être l'avantage d'empêcher à de nouvelles de se développer.

Aujourd'hui, on a nettement établi la différence entre la notion d'antiseptie et d'aseptie. Un corps est antiseptique quand il tue les microbes et aseptique quand il n'en contient pas, mais n'a aucune action destructive sur eux s'il vient à s'en développer. Il était donc naturel de chercher à préparer des ampoules que l'on priverait de microorganismes au moment de la préparation, sans que l'on ait à ajouter une substance conservatrice, car on sait qu'un milieu aseptique peut se conserver tel s'il est à l'abri de tout contact extérieur, ce qui semble facile à réaliser pour les ampoules.

Stérilisation par la chaleur.

La chaleur est le mode de stérilisation le plus sûr, le seul à peu près qui donne, lorsqu'il est employé convenablement, des garanties absolues au point de vue de la destruction des microorganismes. La seule difficulté du problème réside dans l'adaptation de la chaleur aux diverses exigences de la stérilisation. Les conditions, en effet, auxquelles doivent satisfaire les appareils basés sur la chaleur sont doubles et quelque peu contradictoires : obtenir, dans toutes les parties des objets à stériliser, une température suffisante pour tuer les germes dangereux et pas assez élevée pourtant pour décomposer les substances à stériliser.

C'est pour cette raison que l'on devra, en stérilisant les ampoules par la chaleur, se placer dans des conditions différentes suivant les produits à stériliser.

1° Chaleur sèche.

L'air chaud ou chaleur sèche est le procédé auquel on a eu recours tout d'abord et c'est sur le modèle du four Pasteur qu'ont été construites les premières étuves.

Les étuves qui utilisent la chaleur sèche peuvent se ranger en deux catégories :

a) Etuves à liquides (eau, huile).

b) Etuves à gaz.

a) *Etuves à liquides.* — Ce sont des récipients à double paroi dont la cavité centrale constitue le bain d'air ou étuve et dont l'espace compris entre deux enveloppes contient un liquide, eau ou huile. Les plus connues sont celles d'Arsonval et de Gay-Lussac.

L'étuve à eau ne permet pas de dépasser 100 degrés et nous verrons que cette température est souvent insuffisante.

Quant à l'étuve à huile, elle est très longue à chauffer et doit être surveillée de près pour que la température ne dépasse pas le degré voulu.

b) *Etuves à gaz.* — Elles sont formées d'une enveloppe métallique simple ou double dans laquelle circule l'air chaud. Il en existe différents modèles (Coulier, Soulard) plus ou moins perfectionnés. Ces appareils permettent d'atteindre des températures très élevées. Mais ils doivent être munis de régulateurs de températures pour ne pas décomposer les ampoules à stériliser. Ils exigent des thermomètres spéciaux pour les températures élevées (250 degrés et plus).

Voilà donc des appareils où l'on peut obtenir des températures élevées, que l'on peut régler à sa convenance, et pourtant ils sont à peu près abandonnés pour la stérilisation des ampoules. C'est que l'air, en effet, en raison de sa faible conductibilité, ne s'échauffe pas de proche en proche. Il n'agit guère que par convection, par transport d'une molécule directement chauffée à une molécule froide. Il en résulte que le calorique né se répartit pas uniformément. Il existe des différences très notables de chaleur, suivant les parties de l'appareil. Il en résulte que certaines ampoules ne seraient pas parfaitement stérilisées, tandis que d'autres seraient décomposées, car si on veut être sûr de la destruction complète des microorganismes dans toutes les parties de l'appareil, il faut atteindre des températures de 160 degrés. Or, il existe fort peu de produits chimiques qui ne seraient pas décomposés.

Il paraît donc que la stérilisation des ampoules par la chaleur sèche, qu'on se serve d'étuves à liquides ou à gaz, est un procédé peu recommandable. Sans parler de la dépense de combustible on s'enferme dans ce dilemne : ou bien la température n'est pas assez élevée et la stérilisation est incomplète, ou bien elle l'est trop, et les produits sont décomposés. Il est à peu près impossible de se tenir à la température strictement suffisante, puisque dans ce cas certaines parties de l'appareil ne seront pas assez chauffées.

2º Ébullition, Bain-Marie bouillant.

Nous laisserons de côté l'ébullition, qui est un procédé à envisager par les hygiénistes, mais qui ne peut convenir pour la stérilisation des ampoules. Il faudrait faire bouillir les solutions et les enfermer dans les ampoules stérilisées. Mais cette pratique aurait pour inconvénients de concentrer les solutions et d'exiger un transvasement dans les ampoules qui aurait de grandes chances de laisser pénétrer des microbes.

Le bain-marie bouillant est le procédé indiqué par le Codex pour stériliser les solutions destinées aux injections hypodermiques. Il donne le mode opératoire pour les solutions de caféine.

« Pour stériliser le soluté interposez un fil entre le goulot et le bouchon, afin de prévenir l'adhérence et de permettre la sortie de l'air. Placez le flacon dans l'eau froide jusqu'à la naissance du col, puis portez l'eau à l'ébullition, que vous maintiendrez pendant un quart d'heure ; laissez refroidir et fermez ensuite exactement. »

A-t-on là un bon procédé ? On peut se demander si un quart d'heure d'ébullition au bain-marie est suffisant pour assurer une aseptie parfaite des ampoules. M. Moreau prescrit pourtant de les stériliser de cette façon quand il s'agit de substances facilement altérables. Le bain-marie bouillant n'est peut-être pas un procédé parfait. On ne peut songer à l'utiliser pour opérer l'asepsie des ampoules de longue conservation comme les ampoules massives de sérums artificiels. Néanmoins, il pourra rendre de réels services dans les cas où l'on ne pourra se servir de l'autoclave.

3° **Vapeur d'eau.**

La vapeur d'eau est un bon véhicule du calorique. Elle possède une capacité calorifique élevée, plus élevée que celle de l'eau bouillante. On peut l'utiliser de deux façons :

a) *Vapeur d'eau à pression ordinaire* sous forme de courant.

b) *Vapeur d'eau sous pression*.

A) VAPEUR D'EAU A PRESSION ORDINAIRE

Pour avoir recours au premier moyen, on se sert d'appareils stérilisateurs spéciaux, ou tout simplement d'un autoclave en laissant ouvert le robinet. On obtient ainsi un milieu de vapeur d'eau à 100 degrés qui entoure complètement les ampoules. On réalise de cette façon une aseptie sinon complète du moins suffisante pour la plupart des ampoules.

Mais, si l'on veut une aseptie absolument rigoureuse, on devra employer la deuxième méthode.

b) VAPEUR D'EAU SOUS PRESSION

Lorsqu'un liquide renfermé dans un récipient clos est chauffé, on peut le porter à des températures de beaucoup supérieures à son point d'ébullition.

Dans l'espace situé au-dessus de lui et saturé de vapeurs, il existe une pression qui est égale à la pression maxima de la vapeur à la température du récipient augmentée de la force élastique de l'air à cette même température. C'est ce qui se produit dans les autoclaves qui sont des marmites de Papin perfectionnées. Le type le plus connu dont la description se trouve dans tous les ouvrages classiques est celui de Chamberland. Ce sont des récipients à parois résistantes et que l'on peut fermer hermétiquement au moyen d'un couvercle solidement fixé. Lorsqu'on met de l'eau dans ces appareils et qu'on chauffe après fermeture, la vapeur qui se forme exerce sur le liquide une pression qui élève de plus en plus le point d'ébullition et la température croît sans cesse. On peut produire l'ébullition à telle ou telle température en limitant cette force élastique de la vapeur à telle ou telle valeur, indiquée par un manomètre, au moyen d'une soupape maintenue par des poids variables et qui se soulèvera aussitôt que la tension de vapeur dépassera une certaine limite. A cette valeur fixe de la tension, correspond une température fixe. Le manomètre sert donc de thermomètre.

Le tableau suivant, dressé d'après les tables de Regnault, donne les températures correspondantes aux différentes pressions du manomètre dans l'autoclave.

TEMPÉRATURE	PRESSION EN ATMOSPHÈRE	TEMPÉRATURE	PRESSION EN ATMOSPHÈRE
100 »	1	159,2	6
120,6	2	165,3	7
133,9	3	170,8	8
144 »	4	175,8	9
152,2	5	180,3	10

Dans cette détermination de la température au moyen du manomètre, il y a une précaution à prendre. Les indications ne sont exactes qu'autant que l'autoclave a été

complètement purgé d'air. Sinon la pression de celui-ci
viendra s'ajouter à celle de la vapeur d'eau et la température indiquée par le manomètre est supérieure à la température réelle. On aura donc soin, lors de la stérilisation
des ampoules, de ne fermer le robinet de purge qu'une
minute environ après l'apparition du premier jet de vapeur.

La température de 120 degrés, maintenue vingt minutes, est suffisante pour tuer toutes les spores et les
microbes pathogènes. Nous venons de voir qu'on peut être
trompé sur cette température par les indications du
manomètre, que l'on croit stériliser à 120 degrés, alors
que la température reste inférieure. Aussi a-t-on imaginé
d'autres moyens de contrôle des températures dans les
autoclaves.

En dehors des thermomètres à maxima qui enregistrent
directement la température, une autre méthode, plus
spécialement applicable aux autoclaves, permet d'appré-
cier si la stérilisation s'est faite à température voulue.
Elle consiste à introduire dans l'appareil une substance
solide (dans plusieurs petits tubes scellés) à point de fusion
déterminé et à constater si cette substance est fondue ou
non à la fin de l'opération.

Exalgine fond à	101 degrés
Acétanilide	114 —
Terpine	116 —
Résorcine.	119 —
Acide benzoïque crist.. . . .	121 —
Naphtol β	125 —
Urée desséché	132 —
Phénacétine	135 —

On peut aussi employer, comme l'indique Demandre,
les mélanges suivants :

Benzonaphtol . . .	100	indicateur
Safranine.	0,10	de 110 degrés
Urée	100	indicateur
Violet de gentiane . .	0,02	de 130 degrés

ce sont des poudres à peu près blanches avant la fusion et dont les masses fondues présentent de belles teintes rouges ou violettes.

Le mélange suivant :

Acide phtalique	25
— picrique	0,50
Hélianthine	0,05

légèrement jaune devient rouge cinabre à 129.

La technique à suivre sera très simple : après avoir placé les ampoules dans l'autoclave et garni la chaudière d'eau distillée (pour éviter les dépôts calcaires) fixer le couvercle au moyen des écrous et chauffer. L'air ne tarde pas à s'échapper et lorsque la vapeur sort en jet, fermer le robinet. L'aiguille du manomètre monte et quand elle indique la température désirée on règle la soupape pour cette température qui doit être maintenue pendant vingt minutes. On stérilise à 120 degrés en se souvenant que le manomètre indique une température trop élevée dans la plupart des cas. Si l'on a pas de témoins de température ou un thermomètre, on devra laisser monter le manomètre un peu au-dessus de 120 degrés. On obtient ainsi une stérilisation parfaite et partant des ampoules de conservation indéfinie.

Nous venons de voir la manière de stériliser les ampoules à températures élevées à 100 et 120 degrés. Mais si ces procédés, surtout le dernier, donnent une aseptie rigoureuse, il existe des corps qui ne peuvent supporter de telles températures sans être décomposés et ainsi devenir inefficaces et même nuisibles. Il faudra donc employer d'autres méthodes.

TYNDALLISATION

La tyndallisation consiste à chauffer plusieurs fois, en général trois jours de suite, le liquide à stériliser. On se contentera d'une température de 60, 70, 80 degrés suivant l'altérabilité des médicaments enfermés dans les ampoules. C'est donc un **chauffage discontinu et à faible température**. On emploie un bain-marie quelconque ou même une étuve en ayant soin de surveiller la température avec un thermomètre.

Mais comment s'opère la stérilisation à une température aussi basse? On a émis plusieurs hypothèses. Pendant la première chauffe, la plupart des bactéries sont détruites mais les spores résistent. Entre la première et la deuxième chauffe, celles-ci évoluent et amincissent leur membrane ce qui les rend moins résistantes. La deuxième chauffe les détruira et la troisième viendra compléter l'effet de la deuxième en détruisant les spores à évolution plus lente.

Mais, d'après Duclaux, cette hypothèse est invraisemblable. On a recommandé de laisser les liquides à stériliser dans un milieu très modérément chauffé pour aider au développement des spores. Duclaux prétend que, si dans l'intervalle des chauffes, on place les ampoules dans de la glace, on arrive au même résultat. La destruction des spores ne serait donc pas une conséquence de leur développement.

Et il explique la tyndallisation de la manière suivante : le chauffage gonfle la spore et y fait pénétrer une certaine quantité d'eau. L'équilibre entre cette eau et le protoplasme s'établit après le premier chauffage. Puis cette masse devient plus coagulable à cause de son humidité ; elle se coagule au deuxième chauffage et le troisième complète l'effet du deuxième. Une spore coagulée est une spore morte.

On conçoit qu'en multipliant le nombre des chauffages on peut arriver à une stérilisation suffisante. Plus la température sera basse, plus on devra chauffer de fois pendant un temps plus long.

Bien que la tyndallisation soit un procédé recommandable pour des substances altérables par de hautes températures, il a l'inconvénient d'être coûteux à cause du combustible et de demander beaucoup de temps. De plus, on peut se demander s'il offre toutes les garanties d'aseptie, surtout entre des mains peu expérimentées.

FILTRATION

Il est des substances très altérables qui ne peuvent supporter des températures même très faibles, qui sont décomposées à 60 degrés. On ne pourra donc songer à les stériliser par tyndallisation. On emploiera la filtration. Nous ne décrirons pas les filtres qui sont connus de tous, qu'il nous suffise de dire que ce sont le plus souvent des sortes de bougies de porcelaine ou de substances qui ont pour caractère commun d'avoir des réseaux poreux très fins : terre à infusoire, porcelaine d'amiante, etc.

Le type le plus connu est la bougie Chamberland. C'est

un cylindre creux en porcelaine dégourdie et la filtration se fait de dehors en dedans, le liquide filtré s'écoulant dans le canal central. Mais pour se servir de cette bougie, il faut une pression assez forte. Aussi, ce n'est pas à ce système de bougie qu'on s'adresse pour les ampoules. Au lieu de se servir de la pression, on a recours à l'aspiration produite par la trompe à eau. Les appareils employés sont très pratiques, puisqu'en même temps s'opèrent la filtration du liquide et le remplissage des ampoules. Ils sont à peu près tous semblables avec quelques modifications plus ou moins commodes. Ils se composent d'une cloche à vide reposant sur un plan en verre et munie d'un entonnoir renfermant une bougie filtrante en porcelaine poreuse destinée à stériliser le liquide dont on veut remplir les ampoules. Ces dernières sont placées la pointe inférieure ouverte dans un vase cylindrique. La cloche communique par un robinet latéral avec une trompe à eau.

On stérilise l'appareil à l'autoclave. Les ampoules placées dans le cristallisoir, on remplit le vase supérieur renfermant la bougie avec le liquide médicamenteux. On fait le vide. Le liquide tombe dans le cristallisoir. On ferme le robinet, on arrête la trompe, on rouvre le robinet, l'air rentre et les ampoules se remplissent du liquide filtré. Il ne reste qu'à les fermer à la lampe (voir figure au chapitre Remplissage).

Cette méthode assez simple offre-t-elle des garanties d'aseptie complète ? La filtration à la bougie qui est d'un usage courant pour l'épuration de l'eau alimentaire, est un procédé assez sûr si on a soin de s'entourer de quelques précautions. Au premier abord, on pourrait se demander comment un liquide peut se débarasser de ses microbes par un simple passage au travers de pores qui, bien que très petits, sont toujours beaucoup plus grands que les bactéries à arrêter, mais le courant de liquide devra parcourir toute une série infinie de petits canaux contre les parois desquels viendra se briser le jet de liquide et y déposer ses germes. Il en sortira purifié mais, par contre, les premières voies du filtre seront souillées de tous ces germes qui opposeront une barrière empêchant le passage des autres germes. Le filtre sera encrassé et c'est là un écueil que l'on pourra éviter en prenant quelques précautions qu'il est bon de signaler. Il faudra entretenir la bougie dans un état de propreté très minutieux. On opèrera un brossage énergique pour enlever l'enduit de la surface, puis on plongera la bougie dans de l'eau que l'on fera bouillir pendant quinze ou vingt minutes. Mais cette opération, déjà excellente, ne suffit pas à désobstruer les pores et à régénérer le filtre. Un autre procédé consiste, après un brossage énergique et un rinçage à l'eau froide, à immerger la bougie dans une solution de permanganate de potasse au 1/100, puis dans une solution de bisulfite de soude au 1/20 additionnée de 5 centimètres cubes d'acide chlorhydrique.

Il est toujours bon également de s'assurer de l'intégrité des bougies et de vérifier, en y insufflant de l'air avec une certaine force (au moyen d'une pompe ou d'une poire), après les avoir immergées dans l'eau, si elles ne présentent pas quelques fissures. L'apparition de bulles d'air à la surface de l'eau indiquerait la présence d'une solution de continuité qui, par sa finesse, aurait pu échapper à l'œil.

Ces précautions prises, il va sans dire que la bougie, avant le remplissage des ampoules, sera toujours stérilisée au bec Bunsen ou bien mieux à l'autoclave, comme les autres parties de l'appareil.

On aura ainsi un procédé de stérilisation suffisant. Mais il a l'inconvénient, tout en paraissant simple, de demander beaucoup de soins, ce qui n'est pas toujours facile à réaliser dans la pratique courante de la pharmacie. De plus, la filtration s'opère assez lentement et c'est peut-être un inconvénient appréciable. Mais, ce qui est plus grave, la solution filtrée peut souvent avoir été modifiée. Certaines substances chimiques peuvent être arrêtées en même temps que les bactéries. On ne peut, bien entendu, filtrer que des solutions parfaites. Des liquides qui contiendraient des médicaments, même en très fines particules invisibles, ne pourraient être traités par ce procédé qui les appauvrirait considérablement dans sa teneur médicamenteuse. Il en est ainsi des albumines qui sont en partie arrêtées, certaines diastases également. On ne filtrera pas les solutions de ferments, les sérums thérapeutiques dont l'activité est liée à la présence de diastases et antitoxines.

En définitive, la filtration bien employée est un bon procédé de stérilisation des liquides injectables, mais il a un double inconvénient d'être long et de modifier certains liquides. On devra la réserver pour des substances qui ne peuvent supporter des températures même très basses.

Nous venons de passer en revue les divers procédés pratiques de stérilisation des ampoules. Il nous reste à citer quelques modes de stérilisation qui, jusqu'à maintenant, n'ont pas été employés, nous voulons parler de l'électricité.

L'action bactéricide de l'électricité sur les solutions

médicamenteuses pour injections hypodermiques n'a pas été étudiée. Peut-être est-ce là un procédé d'avenir. Quoi qu'il en soit, il ne paraît pas actuellement que les microbes soient tous détruits par le courant électrique. De plus, on se heurte à une difficulté sérieuse : la décomposition des solutions.

L'ozone, qui est très en faveur pour la stérilisation de l'eau, n'a pas reçu non plus d'application pratique pour le cas qui nous concerne. Il semble avoir le même inconvénient de modification chimique que le courant électrique.

Enfin, pour terminer, nous citerons le pouvoir stérilisant des rayons ultra-violets, établi en partie par Nogier, sur l'eau d'alimentation. Lesure, qui en a fait une étude, arrive à ce résultat qu'il semble impossible à l'heure actuelle de stériliser les ampoules par ce procédé, car le verre absorbe les rayons ultra-violets de courte longueur d'onde qui sont précisément les plus actifs. On pourrait, d'après le même auteur, imaginer un dispositif spécial permettant le remplissage des ampoules par le vide, au sein de la solution stérilisée ; mais il faudrait, au préalable, opérer la stérilisation à l'autoclave de l'appareil et des récipients ; ce serait long et peu pratique.

Et, d'une façon générale, ces trois derniers procédés (courant électrique, ozone, rayons ultra-violets) en admettant qu'on arrive à les appliquer à la stérilisation des ampoules, resteront probablement toujours des méthodes de laboratoire, car il ne sera pas toujours facile au pharmacien d'avoir à sa disposition le courant électrique et encore moins des appareils producteurs d'ozone et de rayons ultra-violets.

DEUXIÈME PARTIE

AMPOULES SPÉCIALES

Nous venons d'exposer d'une façon générale et le plus pratiquement possible la préparation des ampoules médicamenteuses. Il existe certaines ampoules de formule spéciale que le pharmacien peut être appelé à préparer et qu'en tout cas il doit connaître. Nous allons essayer de les passer en revue.

I. — SÉRUMS

Le point de départ de la sérothérapie est l'hématothérapie. Au début, on a essayé d'injecter au malade le sang d'un animal bien portant. Mais il y avait plusieurs inconvénients. D'abord il fallait prendre du sang d'animal et les sangs des différents animaux ne s'harmonisaient pas entre eux. Il pouvait y avoir destruction des globules sanguins. Il était préférable de faire de la transfusion de sang humain, ce qui n'est pas souvent possible. De plus, il peut y avoir transmission de maladies microbiennes. D'autre part, le sang se coagulant très vite, on eut l'idée d'employer le sérum sanguin. Mais, comme on connaissait sa composition chimique, on eut l'idée de fabriquer des solutions salines se rapprochant du sérum. De cette idée naquirent les sérums artificiels.

On peut ranger les sérums sous deux titres :

A. *Sérums artificiels.*
B. *Sérums naturels.*

Les premiers, dont la dénomination est impropre, sont fabriqués de toutes pièces et ne sont que des solutions salines injectables.

Les seconds sont le sérum du sang d'animaux immunisés.

A. Sérums artificiels.

Quand on recueille du sang, il se coagule et se sépare en deux couches :

Le caillot.
Le sérum.

Ce dernier est composé d'eau, de matières albuminoïdes (sérine), de matières protéiques (fibrine, peptone), de matières extractives (graisses, urée, corps puriques), de sels minéraux (chlorure de potassium, bicarbonate de soude, chlorure de sodium, phosphate de chaux, de soude et de magnésie). Les sérums ne devant pas agir sur les éléments figurés du sang, il était naturel qu'on se rapprochât plus ou moins de cette composition. A vrai dire, leur composition s'éloigne assez de celle du sérum du sang. On emploie seulement des solutions salines ne renfermant en général ni matières albuminoïdes, ni matières protéiques, etc.

Il existe plusieurs formules de sérums artificiels.

Sérum physiologique :

    Chlorure de sodium 7,50

    Eau distillée 1000

Sérum Hayem :

    Chlorure de sodium 5

    Sulfate de soude. 10

    Eau distillée 1000

Sérum de Huchard :

    Phosphate neutre de soude 10

    Chlorure de sodium 5

    Sulfate de soude 2,50

    Eau distillée 100

Sérum de Chéron :

    Chlorure de sodium 3

    Phosphate de soude 4

    Sulfate de soude 8

    Eau distillée 100

Sérum de Trunececk :

    Sulfate de soude 0,44

    Chlorure de sodium 4,42

    Phosphate de soude 0,15

    Carbonate de soude 0,21

    Sulfate de potasse 0,40

    Eau distillée 100

Sérum de Samuel :

    Chlorure de sodium 6

    Carbonate de soude 1

    Eau distillée 1000

Sérum gélatiné :

    Gélatine 10-20

    Chlorure de sodium 7,50

    Eau distillée 1000

Sérum de Bardet :

    Chlorure de sodium 1

    Acide phénique 0,50

    Phosphate de soude 3

    Sulfate de soude 2

    Eau distillée 100

Sérum de Cantani :

Chlorure de sodium.	4
Carbonate de soude	2
Eau distillée	1000

Sérum de Dujardin-Beaumetz :

Carbonate de soude	
Sulfate de potasse	ââ 1
Lactate de soude	
Phosphate de soude	0,30
Chlorure de sodium.	3,10
Eau distillée	1000

Sérum de Fleig :

Chlorure de sodium	6,50
Chlorure de potassium	0,30
Chlorure de calcium.	0,20
Sulfate de magnésie	0,30
Bicarbonate de soude	1
Glycérophosphate de soude	1
Glycose.	1
Eau distillée	1000
Oxygène à saturation	

Sérum de Herard :

Chlorate de soude	0,50
Chlorure de potassium	0,25
Phosphate de soude	1,25
Chlorure de sodium	4,50
Eau distillée	1000

Pour les préparer, on fait la dissolution dans de l'eau distillée et on filtre. On remplit, par aspiration au moyen de la trompe, les ampoules fabriquées spécialement et dont la contenance varie de 30 à 1.000 centimètres cubes. Elles ne ressemblent pas aux petites ampoules comme le montre la figure.

Une fois remplies, elles sont fermées et stérilisées à l'autoclave à 120 degrés, comme les autres ampoules.

Dans un cas pressant, il peut arriver qu'on n'ait pas sous la main le matériel nécessaire à la confection de ces ampoules. On peut alors préparer le sérum dans une bouteille, un litre ordinaire. Après avoir rempli le récipient, on le bouche avec du coton hydrophile et on stérilise à l'autoclave une demi-heure. Après refroidissement, on enfonce un peu le coton; par dessus, on met un bouchon stérilisé et on enveloppe tout le goulot de coton hydrophile. On ficelle. Inutile de dire que ce procédé n'est qu'un

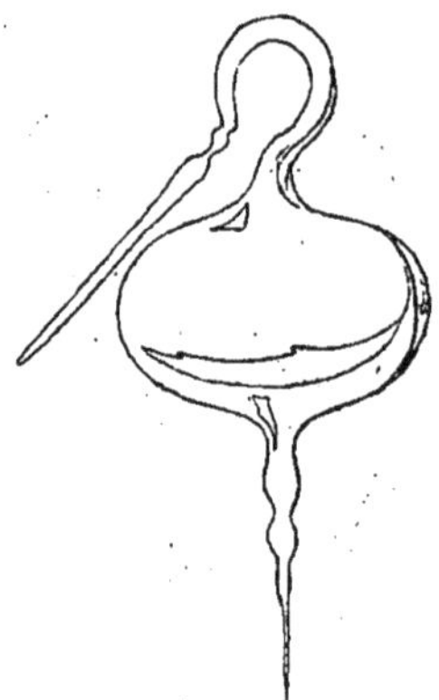

Fig. 5.

moyen de fortune, surtout que, préparé ainsi, le sérum ne se conserve pas longtemps. De plus, le verre des bouteilles employées n'est pas très pur ; il peut être fortement alcalin ; il peut se produire une décomposition pendant la stérilisation. Nous nous heurtons là à une difficulté déjà signalée par les petites ampoules. Comment faut-il stériliser les ampoules massives de sérum artificiel? Nous avons vu que le procédé le plus sûr est le chauffage à l'autoclave à 120 degrés. En est-il de même pour les ampoules de sérums? Cela paraît évident, car ces solutions devant être souvent injectées dans les veines, doivent être absolument privées de bacilles. Notons, en passant, que, dans le sérum gélatiné, il peut se trouver du bacille tétanique. Mais le procédé ne convient pas à tous les sérums, en particulier à ceux contenant des phosphates (Chéron, Huchard, Trunececk), car il se forme, au-dessus de 100 degrés, des précipités.

Paillard indique d'ajouter 1 gr. 50 d'acide citrique par litre pour dissoudre le précipité de phosphate de chaux formé. Lesure a repris la question et a constaté que les sérums phosphatés troublent à l'autoclave et les autres non, et que le précipité est d'autant plus abondant que le sérum est plus concentré et la température plus élevée. Il en arrive aux conclusions suivantes :

1° Les solutions ne renferment pas de phosphates.

L'altération est sans importance.

2° Elles renferment des phosphates.

Les meilleurs verres sont attaqués (à noter qu'il faut rejeter ceux contenant du plomb, qui donnent des sels de plomb toxiques pouvant amener des empoisonnements). Si le sérum est peu concentré, on pourra stériliser à l'autoclave sans inconvénient. Si le sérum est concentré, on pourra ajouter une faible quantité d'acide citrique ou de citrate d'ammoniaque.

M. René Guyot se sert de l'acide phosphorique qui fait partie de ces sérums.

En définitive, les sérums artificiels seront tous stérilisés à l'autoclave, mais, pour ceux renfermant des phosphates, il y aura à s'entourer des précautions indiquées.

B. – Sérums naturels.

Le pharmacien n'a pas à les préparer. Néanmoins, nous avons cru bon d'en dire quelques mots, car c'est une question qui se place naturellement à côté des sérums artificiels.

Ils sont préparés en partant du sang des animaux. Ils sont destinés à combattre les maladies infectieuses. On peut les considérer comme des solutions de principes actifs sécrètés au moment du besoin par la cellule vivante. Les maladies infectieuses se développent sous l'influence de microbes qui sécrètent les toxines. Mais l'organisme se défend en produisant de l'antitoxine qui cherche à neutraliser l'action des toxines. Le rôle est joué par les leucocytes, qui se portent sur les microbes, l'englobent et le détruisent. Quand ils sont victorieux, l'individu est immunisé. C'est le point de départ des sérums naturels. On injecte à un animal des microbes plus ou moins atténués. Son organisme sécrète des antitoxines. Après plusieurs opérations il est immunisé et le sérum de son sang contient alors des produits capables de neutraliser les mêmes microbes chez un autre individu. Le sang est recueilli, puis le sérum préparé et manipulé d'une manière rigoureusement aseptique, de telle sorte qu'il peut se conserver très longtemps sans qu'il soit nécessaire de lui ajouter aucune substance antiseptique. Cette condition est indispensable pour assurer l'innocuité du sérum, quelle que soit la dose injectée, et rend, par suite, inutile la concentration du sérum. Les propriétés curatives des divers sérums subsistent pendant plus d'une année si l'on prend soin de les conserver à l'abri de la chaleur (au-dessus de 50 degrés ils deviennent inactifs), de l'humidité et de la lumière.

Le Codex 1908 mentionne les sérums liquides et les sérums desséchés. Les premiers sont de couleur jaunâtre et limpides au moment de la préparation. A la longue, il peut se former un dépôt qui n'est pas un signe d'altération. Ils sont enfermés dans des tubes scellés à la lampe ou bouchés d'une façon spéciale. Ils ont un plomb de fermeture. L'étiquette porte la date de la préparation et l'évaluation des pouvoirs antimicrobien et antitoxique. S'ils renferment un antiseptique, il doit en être fait mention, ainsi que de la dose.

Les sérums desséchés sont obtenus par évaporation du sérum des animaux immunisés soit à froid et dans le vide en présence d'acide sulfurique, soit par dessiccation à une température ne dépassant pas 40 degrés dans un courant d'air sec privé de germes. Ils se présentent sous forme d'écailles translucides de couleur jaunâtre ou de poudre blanc jaunâtre. Ils ne doivent dégager aucune odeur. Ils sont entièrement solubles dans neuf parties d'eau distillée froide. Le soluté obtenu est toujours opalescent et représente sensiblement la concentration du sérum primitif. Les sérums desséchés sont renfermés dans des tubes scellés ou des flacons hermétiquement bouchés. Chaque récipient contient 1 gramme de produit et porte un trait qui correspond à 10 centimètres cubes de capacité.

Pour faire la solution, on passe dans une flamme le goulot du flacon ou la pointe effilée du tube ; on débouche le flacon ou on brise la pointe du tube ; on place horizontalement le récipient, de façon à étaler la matière. On introduit alors une petite quantité d'eau préalablement bouillie et refroidie, de façon à humecter les fragments du sérum desséché et à déterminer leur adhérence à la paroi du récipient. Après quelques instants, on redresse verticalement le récipient et on remplit d'eau stérilisée jusqu'au trait. La dissolution se fait peu à peu, sans qu'il soit nécessaire d'agiter.

Les sérums naturels sont de deux sortes :

Sérums antitoxiques ;

Sérums antiinfectieux.

Les premiers ont la propriété de détruire microbes et toxines ; ils sont préventifs et curatifs (antidiphtérique).

Les seconds ne sont que préventifs et ne peuvent détruire les toxines (antitétanique).

A côté des sérums naturels, le Codex indique les toxines et les vaccins d'origine microbienne.

TUBERCULINE SOLIDE PURIFIÉE

On obtient, en précipitant la tuberculine brute (extrait liquide glycériné et stérilisé de culture de bacille de la tuberculose), par dix fois son volume d'alcool à 80 degrés. Le précipité est lavé à l'éther puis desséché dans le vide.

Pour l'usage thérapeutique on prépare le soluté suivant :

<pre>
Tuberculine solide purifiée. 0,01
Eau distillée stérilisée 100
</pre>

VACCIN ANTIPESTEUX

C'est une culture de coccobacilles pesteux que l'on chauffe à 70 degrés pendant une heure puis qu'on a mise en suspension dans le soluté à 7 pour 1.000 de chlorure de sodium stérilisé.

Vaccin antipesteux sensibilisé

Il est constitué par des coccobacilles pesteux préalablement chauffés à 70 degrés, pendant une heure, puis imprégnés de sérums antipesteux. Ensuite, les coccobacilles sont lavés à deux reprises avec le soluté à 7 pour 1.000 de chlorure de sodium stérilisé, puis mis en suspension dans le même soluté.

II. — EAU DE MER

L'eau de mer possédant des propriétés toniques reconstituantes, on eut l'idée de l'employer en injections hypodermiques. Elle s'est montrée supérieure au sérum physiologique et aussi, bien plus active qu'une eau de mer artificielle fabriquée de toutes pièces et absolument identique comme composition chimique. Comme pour les eaux minérales, il y a des principes non déterminés, quelque chose de mystérieux qui donne à l'eau de mer ses propriétés.

On utilise l'eau captée, loin du rivage, à dix mètres de profondeur, pour éviter les microbes de la surface et du rivage. On choisit un endroit au large d'une côte loin de toute agglomération. On se sert de l'eau de l'Atlantique. On doit la capter avec beaucoup de précautions car on ne peut la stériliser. C'est un milieu vivant; stérilisée, elle est morte et beaucoup moins active. On se servira donc de récipients préalablement stérilisés qui seront hermétiquement bouchés sitôt le remplissage opéré. Ce remplissage se fera à l'avant du navire arrêté.

On n'emploie pas l'eau de mer pure. On la dilue avec de l'eau de source bactériologiquement pure et aussi pauvre en sels que possible. On mélange deux parties d'eau de mer avec cinq parties d'eau de source. Il s'agit d'obtenir un liquide isotonique de façon à ce qu'il soit indolore.

On filtre ensuite à la bougie préalablement autoclavée ainsi que tous les récipients qui vont servir au remplissage. Les ampoules, également, seront stérilisées à 120 degrés. Après le remplissage, qui se fait comme pour les sérums artificiels, elles sont fermées à la lampe.

Elles ne se conservent pas longtemps. Après trois semaines elles ont perdu une grande partie de leur activité. Nous avons vu que l'eau de mer ne pouvait être stérilisée par la chaleur. On doit se contenter de la bougie. D'après Quinton, le globule blanc ne vit pas dans de l'eau de mer isotonique chauffée. D'après Pouchet et Chabry, les œufs fécondés d'oursins n'évoluent pas dans l'eau de mer artificielle pas plus que dans l'eau de mer chauffée. Les résultats cliniques concordent avec ces expériences.

III. — EAUX MINÉRALES

Aprés l'eau de mer on eut l'idée, depuis peu, d'employer les eaux minérales en injections hypodermiques. Bien qu'elles ne soient pas encore employées couramment, nous avons cru bon d'en dire quelques mots, car c'est une question qui semble avoir quelque analogie avec l'eau de mer.

Les eaux minérales sont, en général, dépourvues de bactéries au griffon. On pourrait donc se contenter de les recueillir aseptiquement et de les enfermer rapidement dans des ampoules stérilisées au moyen d'appareils autoclavés. On ne peut les chauffer sans les changer totalement. Sans parler des eaux gazeuses qui perdraient une grande partie de leurs gaz, elles n'auraient plus le même effet, les eaux minérales chauffées à hautes températures étant mortes.

On se contente donc de les filtrer à la bougie. Et d'après Lesure, le meilleur procédé est de les filtrer par refoulement sous pression d'air, d'acide carbonique ou d'oxygène. Ces gaz sont séparés de la couche aqueuse par de l'huile d'olive ou de vaseline.

Les ampoules doivent être employées aussi vite que possible et tenues à l'abri de la chaleur et de la lumière.

IV. — MÉDICAMENTS OPOTHÉRAPIQUES INJECTABLES

On entend par opothérapie (ὁπός = suc θεραπεία = cure) la médication par les sucs extraits des glandes. Ces produits ont pris, ces dernières années, une place importante en thérapeutique. A bien regarder, l'idée n'est pas aussi neuve qu'elle paraît mais, au contraire, elle est vieille comme la médecine et reposait autrefois sur des légendes et pratiques issues de l'instinct populaire. On employait en effet fréquemment le foie de loup, le placenta et le poumon de renard, la tête de vipère et même le mou de veau.

Le corps humain renferme des glandes à sécrétion interne. Ce sont des glandes qui élaborent des produits et qui, au lieu de les déverser à l'extérieur (rein, glandes salivaires) les écoulent dans le sang (corps thyroïde, capsules surrénales, rate, etc.). Ce fut Brown-Sequard qui découvrit l'importance de cette sécrétion interne. L'opothérapie repose sur l'observation des troubles de l'économie qui coexistent chez l'homme avec les altérations pathologiques qui mettent hors d'usage une glande à sécrétion interne. On sait maintenant qu'un individu privé de corps thyroïde a des troubles qui disparaissent si on le soumet au traitement thyroïdien. Ces manifestations morbides doivent être combattues et cela pour toutes les glandes à sécrétion interne par des injections d'extraits de ces organes.

La méthode de choix serait certainement la greffe. Mais ce n'est là qu'un procédé de laboratoire. Aussi, les moyens les plus employés sont l'absorption par le tube digestif et l'injection hypodermique. Encore, la première de ces méthodes est peut-être moins bonne car les sucs digestifs peuvent avoir une influence sur les extraits d'organe. Aussi, la méthode hypodermique est-elle préférable.

Préparation. — Le Codex 1908 indique le procédé suivant :

Prélevez les organes dans des conditions d'aseptie rigoureuse aussitôt après l'abatage de l'animal (instruments, vases, etc. stérilisés).

Recueillez-les dans de l'eau saturée de chloroforme et dans laquelle vous les maintiendrez pendant la durée de leur transport au laboratoire. Essuyez-les entre plusieurs feuilles de papier de soie stérilisées, puis divisez-les rapidement en petits morceaux.

Mettez 100 grammes d'organe ainsi préparé en contact avec le liquide suivant préalablement stérilisé et refroidi :

> Glycérine officinale 200
> Eau distillée 100

Laissez macérer vingt-quatre heures en agitant de temps en temps, puis filtrez sur du papier ou du coton préalablement stérilisés.

Répartissez le liquide dans des ampoules de verre d'une capacité de 1 centimètre cube préalablement stérilisées que vous fermerez ensuite à la lampe.

Le Codex fait observer qu'avant de délivrer ces ampoules on doit s'assurer que le contenu d'un certain nombre d'entre elles, prises au hasard dans la masse, ne donne pas de culture après avoir séjourné à l'étuve chauffée à 37 degrés pendant quarante-huit heures.

Au moment de l'injection, l'opérateur devra diluer le contenu d'une ampoule dans 3 centimètres cubes d'un soluté aqueux à 7 pour 1000 de chlorure de sodium stérilisé.

Certains auteurs recommandent de filtrer à la bougie ces extraits d'organes. Pour ce faire, on introduit l'extrait dans une éprouvette, dans laquelle plonge une bougie filtrante stérilisée. Celle-ci est reliée à sa partie supérieure par un tube à un tube de verre coudé qui pénètre dans une cloche de verre où l'on peut faire le vide à la trompe. Le liquide filtré tombe dans un petit cristallisoir placé à l'intérieur de la cloche et contenant des ampoules stérilisées, la pointe ouverte en bas. La filtration terminée, l'extrait organique emplissant le cristallisoir, on ferme le robinet. L'air rentre, filtre sur du coton et les ampoules se remplissent. On les ferme à la lampe.

Comme moyen de remplissage, on peut se servir d'un
appareil insufflateur. Il est constitué par un flacon à deux
tubulures. L'une plonge au fond du flacon, l'autre n'arrive
qu'au-dessus du liquide organique. Une poire de caoutchouc est assujettie à ce dernier, tandis que dans l'intervalle un tampon de coton filtre l'air insufflé au moyen de
la poire. Cet air fait pression sur le liquide, le chasse dans
l'autre tubulure, qui est effilée, et au bout de laquelle
viennent se remplir les ampoules.

D'après Byla, la bougie filtrante peut retenir une certaine partie de substances actives des extraits opothéra-
piques. C'est sans doute pour cette raison que le Codex ne
parle pas de ce procédé et se contente de la préparation
aseptique.

Quoiqu'il en soit, ces ampoules sont soumises à la loi
du 25 avril 1895, c'est-à-dire que leur préparation fait
l'objet d'une « autorisation du gouvernement rendue après
avis du Comité consultatif d'hygiène publique de France
et de l'Académie de médecine ». C'est une autorisation
temporaire et révocable.

Un décret de 1907 stipule, en outre, qu'on ne devra
ajouter aucun antiseptique. De plus, les organes employés,
l'origine animale, ainsi que la quantité d'organe frais
représentés par 1 centimètre cube, devront être nettement indiqués pour chaque extrait. Et il ajoute que cette
autorisation ne garantit pas l'efficacité du produit.

V. — MÉTAUX COLLOIDAUX INJECTABLES

Graham a donné le nom de colloïdes aux corps qui,
mis en solution, ne peuvent dialyser à travers une mem-

brane animale. Tantôt ce sont des substances organiques, l'albumine, la gélatine, le glycogène, etc., tantôt des substances minérales comme les métaux. De ces derniers seulement nous allons nous occuper.

Les principaux métaux colloïdaux sont :

L'argent colloïdal ou collargol s'il est obtenu chimiquement, électrargol s'il est préparé par la méthode électritrique.

Platine colloïdal.

Or colloïdal.

Palladium colloïdal.

Préparation :

1° *Procédé chimique ou procédé Trillat.* — Il consiste à précipiter des solutions très étendues d'un sel du métal par une trace d'alcali en présence de très peu d'albumine. Il se fait un précipité léger qui se redissout.

2° *Procédé Brédig ou préparation électrique.* — Il consiste à volatiliser par l'arc électrique produit par un courant de 3 à 4 ampères sous 40 volts le métal que l'on veut avoir à l'état colloïdal. L'étincelle jaillit entre les deux lames du métal choisi.

Sous cet état les métaux forment des pseudo-solutions. Ils existent à l'état de suspension sous forme de grains minuscules de différentes grandeurs, mais invisibles au microscope ordinaire. On ne décèle ces grains qu'avec l'ultra-microscope, c'est-à-dire à l'aide d'un microscope disposé de façon à éclairer la préparation au moyen d'un prisme. Cet artifice permet d'apercevoir un semis de points lumineux sur fond noir. Telles sont les pseudo-solutions utilisées en injections.

Par le procédé Brédig on obtient des produits très purs.

Pour Netter, il serait indifférent d'avoir recours aux préparations obtenues par voie chimique ou à celles produites par l'arc électrique, pourvu que ces préparations soient à grains fins et fraîches.

Au contraire, Iscovesco insiste sur la nécessité de n'employer que des solutions électriques stabilisées et isotoniques, c'est-à-dire additionnées pour cela d'adjuvants. Pour ce qui est de stabilisants, Brédig, Victor Henri, Stodel, etc., ont montré qu'ils n'empêchent pas l'action catalytique des métaux colloïdaux, bien au contraire, il semble que certains stabilisants préservent les métaux colloïdaux.

Les métaux colloïdaux électriques (électrargol, électramol, électropalladiol, électroplatinol, électromercuriol) préparés par Clin sont stabilisés et rendus isotoniques. Enfin, le pouvoir bactéricide des métaux colloïdaux électriques s'est montré le même pour les solutions destinées à être injectées et qui par conséquent sont stabilisées et isotonisées pour les solutions pures.

En attendant que l'accord soit plus parfait, il faut recommander les solutions à grains les plus fins et fabriquées tout récemment. Selon le métal en suspension, la préparation se présente sous des couleurs différentes : violet rose pour l'or, rouge brun pour l'argent, brun gris pour le platine et le palladium. Ces couleurs correspondent à des solutions aux grains très fins. S'ils n'ont pas la finesse voulue, la teinte change. De même, au bout d'un certain temps, les particules minimes se précipitent, la teinte baisse, et une partie de l'activité thérapeutique disparaît.

Les métaux colloïdaux ne peuvent être chauffés, la chaleur les détruit. Ces solutions, qui ne contiennent que des traces de métal, n'en jouissent pas moins de propriétés remarquables, qui les ont fait comparer à de véritables ferments. Elles produisent dans l'économie une oxydation intense, se traduisant par une augmentation de l'urée. Elles détruisent les toxines, neutralisent l'action de certains virus, augmentent la résistance de l'organisme et la leucocytose. On les emploie dans le traitement des maladies infectieuses en injections hypodermiques.

Pour préparer les ampoules de métaux colloïdaux, on opère à l'abri de la chaleur. Les ampoules vides sont stérilisées au four Pasteur et le remplissage se fait à la cloche à vide. On emploie donc la méthode aseptique, car le pouvoir bactéricide énorme des solutions de métaux colloïdaux dispense de les stériliser.

ARSÉNOBENZOL OU « 606 »

L'utilisation des sels organiques d'arsenic dans la syphilis n'est nullement le fait du hasard, mais bien l'aboutissant d'un plan conçu d'avance. Nous allons examiner rapidement la genèse de l'arsénobenzol avant de parler de ce composé.

L'arsenic est tantôt trivalent, tantôt pentavalent. Nous commencerons par les combinaisons de l'arsenic pentavalent. Elles dérivent toutes de l'acide arsénique qui a pour formule :

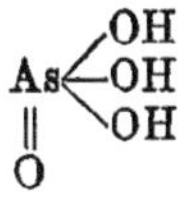

On peut remplacer dans cette formule un des oxhydriles par le radical méthyl. On obtient :

$$CH^3 - As \underset{\|}{\overset{}{<}} \begin{matrix} OH \\ OH \end{matrix}$$
$$O$$

ou acide méthylarsinique dont le sel de soude est l'arrhénal.

Si dans le corps précédent on remplace un second oxhydrile par le radical méthyl, on obtient :

$$CH^3 - As \underset{\|}{\overset{}{<}} \begin{matrix} CH^3 \\ OH \end{matrix}$$
$$O$$

qui est l'acide cacodylique dont proviennent les cacodylates.

Enfin, en remplaçant les trois oxhydriles de l'acide arsénique, par trois radicaux méthyl, nous obtiendrons l'oxyde de triméthylarsine qui est inusité en médecine.

Ces composés arsenicaux que nous venons de passer en revue font partie de la série grasse. Nous allons passer maintenant à la série aromatique, à laquelle appartiennent l'atoxyl et l'arsénobenzol ou « 606 ».

Tous les corps de la série aromatique dérivent du benzène C^6H^6. Dans ce corps, on peut remplacer un hydrogène par un radical méthyl, un oxhydrile ou un groupe amidogène et on obtient les corps suivants :

$$C^6H^5CH^3 \quad . \quad . \quad . \quad . \quad . \quad \text{ou toluène}$$
$$C^6H^5OH \quad . \quad . \quad . \quad . \quad . \quad \text{ou phénol}$$
$$C^6H^5AZH^2 \quad . \quad . \quad . \quad . \quad . \quad \text{ou aniline}$$

Il est possible de remplacer ainsi tous les hydrogènes

du benzène par des groupes monovalents identiques ou différents et, réciproquement, chaque fois que l'on enlèvera un hydrogène au noyau benzénique d'une molécule constituée de la sorte (aniline, phénol, etc.) on créera un nouveau radical monovalent que l'on pourra transporter sur d'autres molécules non saturées, ou mettre à la place de n'importe quel autre radical monovalent.

C'est ainsi que le radical $C^6H^4AzH^2$ qui est l'aniline privé d'un hydrogène peut remplacer, dans l'arrhénal, le groupe méthyl

$$AzH^2 - C^6H^4 - As \underset{\underset{O}{\|}}{\overset{OH}{\underset{OH}{<}}}$$

Ce nouveau corps est l'acide amino-phényl-arsinique dont le sel de soude est l'atoxyl.

Si à la place de l'amidogène de l'atoxyl, on met un oxhydrile, on obtient l'acide oxyphénylarsinique, qui sert à préparer l'arsénobenzol.

Il existe trois acides aminophénylarsiniques : l'ortho, le méta et le para.

L'atoxyl est le sel de l'acide paraaminophénylarsinique.

Dans l'atoxyl, on peut effectuer des substitutions soit dans le groupe AzH^2, soit dans le noyau.

Dans le groupe AzH^2 un ou deux hydrogènes sont remplaçables par des groupes monovalents tels que CH^3 méthyl.

$$CH^3 - C \underset{\underset{O}{\|}}{} \quad \text{Acétyl}$$

$$C^6H^5 \, S \underset{O \quad O}{} \quad \text{Phénylsulfone.}$$

Avec CH^3 on obtient :

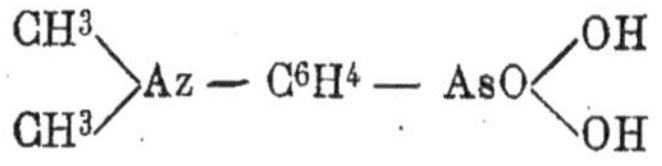

$$\begin{matrix} CH^3 \\ \\ CH^3 \end{matrix}\!\!>\!\!Az - C^6H^4 - AsO\!<\!\!\begin{matrix} OH \\ \\ OH \end{matrix}$$

c'est l'acide diméthylaminophénylarsinique.

Le remplacement d'un hydrogène par le groupe acétyl donne l'acétylatoxyl ou arsacétine.

Quant au groupe phénylsulfone, il donne l'hectine ou phénylsulfone-atoxyl.

Parmi les dérivés de l'arsenic trivalent se trouvent l'arsénophénylglycine et l'arsénobenzol ou « 606 ».

Le premier stade de la réduction du groupe arsénique conduit à l'oxyde d'arsine AsO, le deuxième stade conduit aux arsiniques contenant la chaîne As—As.

Voici le mécanisme de ces réductions : l'action de l'hydrogène sur le radical

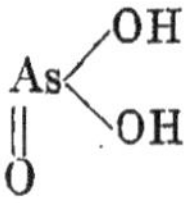

$$\underset{O}{\overset{\displaystyle As}{\|}}\!<\!\!\begin{matrix} OH \\ OH \end{matrix}$$

détache d'abord un oxhydrile pour donner une molécule d'eau et remplace l'oxhydrile enlevé par un atome d'hydrogène

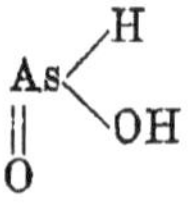

$$\underset{O}{\overset{\displaystyle As}{\|}}\!<\!\!\begin{matrix} H \\ OH \end{matrix}$$

qui à son tour entraîne le deuxième pour former une molécule d'eau et finalement il reste

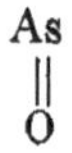

$$\underset{O}{\overset{\displaystyle As}{\|}}$$

Si on poursuit la réduction, on fixe sur le groupe AsO encore deux atomes d'hydrogène de la façon suivante

$$As\big\langle\begin{smallmatrix}H\\OH\end{smallmatrix}$$

Or, des hydrates de cet ordre sont très instables. Si l'on met deux hydrates d'arsenic en face l'un de l'autre, une molécule d'eau, puis deux s'éliminent et les deux atomes d'arsenic s'unissent par double liaison :

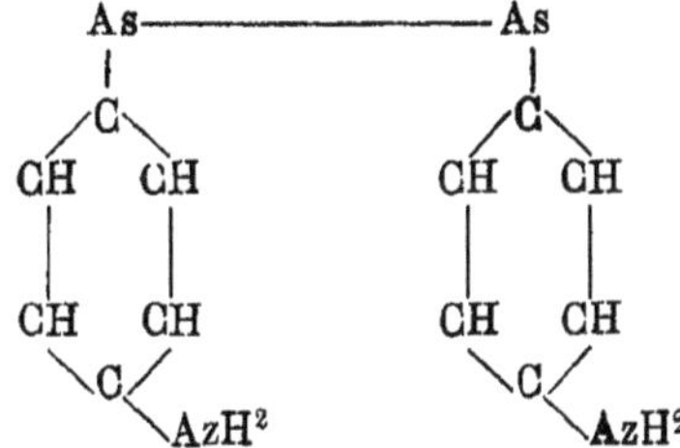

formant la chaîne As—As, qu'on appelle arsénique ou plus simplement arséno.

Le corps qui provient de la réduction de l'atoxyl se nomme arséno-aniline et dont la formule est :

Mais il est inutilisable parce qu'il est insoluble et que son chlorhydrate est très acide.

En fixant sur chacune des fonctions aminées, à la place d'un atome d'hydrogène, un reste d'acétate de soude qui rend la molécule soluble et neutre, on obtient l'arséno-phénylglycine, qui a été employé avec l'atoxyl dans certaines affections parasitaires.

Enfin, si on fait subir à l'acide oxyaminophénylarsinique la même réduction qu'à l'atoxyl, on obtient le dioxydia-mido-arsénobenzol ou « 606 » et dont la formule est :

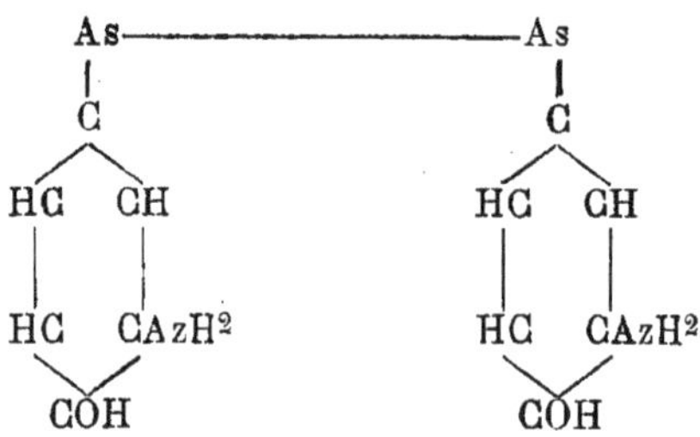

Le « 606 » est appelé aussi en France Novarsan ou Salvarsan.

Caractères physiques et chimiques. — Ce sel a été étudié et décrit par Ehrlich sous le nom de 606. Il a l'aspect d'une poudre jaunâtre, très fine, ressemblant à du soufre pulvérisé et très soluble dans l'eau. 1 centimètre cube d'eau doit en dissoudre entièrement 10 centigrammes. La solution aqueuse a une réaction très acide. Il contient environ 34 pour 100 d'arsenic. Comme il s'oxyde facilement au contact de l'air, on le conserve dans des ampoules scellées, dans lesquelles on fait le vide. Dans ces conditions, il est inaltérable, et c'est seulement au moment de son emploi qu'on lui donne la forme convenable permettant de l'injecter. En présence de la soude, l'arsénobenzol se dédouble en chlorure de sodium et en base insoluble, mais si l'on ajoute un excès de soude, cette base se redissout.

Cette propriété est intéressante à connaître, car elle mettra le médecin à même de comprendre les détails des traitements successifs que l'on fait subir au produit avant de l'injecter.

Modes d'emploi. — Les injections se font sous-cutanées, intra-musculaires ou intra-veineuses. Ce sont les dernières qui sont le plus actives. Elles sont indolores. Les injections sous-cutanées sont complètement abandonnées. Beaucoup de médecins emploient les injections intra-musculaires, plus faciles que les injections intra-veineuses, mais elles sont quelquefois douloureuses.

Injections sous-cutanées.

Très employée au début, elle l'est beaucoup moins à cause de la douleur qu'elle détermine et des abcès qui peuvent se produire. Elle se fait dans la région intrascapulaire à côté de la colonne vertébrale ; on enfonce l'aiguille de haut en bas, après désinfection à la teinture d'iode.

Pour cette injection, on peut employer le 606 de trois façons :

1° En solution acide dans l'eau stérilisée. On dissout simplement la poudre par agitation dans 20 centimètres cubes environ de sérum physiologique, on obtient ainsi une solution limpide à réaction acide.

2° En suspension aqueuse exactement neutralisée. Le mode de préparation est le même que pour l'injection intra-musculaire.

3° En suspension huileuse, même mode de préparation que pour l'injection intra-musculaire ; nous allons voir la manière de préparer la suspension aqueuse neutre et la suspension huileuse dans le paragraphe suivant.

Injections intra-musculaires.

Deux manières d'opérer : suspension huileuse, suspension aqueuse neutre.

A. *Suspension huileuse.* — Lorsque le médecin est obligé de préparer extemporanément la suspension huileuse, il procède de la façon suivante :

Dans une petite capsule de porcelaine préalablement flambée, il verse la poudre qui est enfermée dans une ampoule. Il ajoute, sur cette poudre, de l'huile stérilisée également enfermée dans une ampoule. Il délaie la poudre dans l'huile, aussi exactement que possible, au moyen d'une petite baguette de verre stérilisée. Il aspire avec la seringue la suspension ainsi obtenue.

Pour enlever ce qui peut rester dans la capsule, ajouter 1 ou 2 centimètres cubes d'huile stérilisée, délayer à nouveau avec l'agitateur, aspirer avec la seringue et injecter au malade.

Faisons remarquer que la suspension huileuse se conserve cinq à six semaines et, pour éviter au médecin les manipulations précédentes, certaines maisons livrent la suspension toute faite dans des ampoules qui portent la date de la fabrication. Il suffit alors de verser le contenu de l'ampoule dans un récipient flambé et d'aspirer avec la seringue.

B. *En suspension aqueuse neutre.* — Pour préparer cette suspension, il faut :

1° Une ampoule alcaline (soude diluée, soude caustique liquide 30 pour 100 et eau distillée parties égales) ;

2° Une ampoule acide (acide chlorhydrique dilué, 10 pour 100) ;

3° Une ampoule d'eau distillée stérilisée pour amener le produit au point de dilution convenable ;

4° Un petit agitateur de verre ;

5° Une capsule de porcelaine.

Voici comment on procède :

On prend la petite capsule flambée au préalable à l'alcool ou passée à l'eau bouillante ainsi que l'agitateur.

Dans cette capsule on verse :

1° L'ampoule alcaline ;

2° La poudre, et on agite jusqu'à dissolution ;

3° On ajoute l'ampoule acide ; on obtient alors un précipité qu'on rend homogène en agitant avec la baguette de verre ; ce précipité a l'aspect d'une bouillie qui occupe toute la masse du liquide ;

4° Enfin, on ajoute l'ampoule d'eau distillée pour amener le produit à dilution convenable.

Inutile d'ajouter que les ampoules moulées contiennent une quantité rigoureusement déterminée de solution neutre et de solution acide, ce qui évite des manipulations et l'emploi de papier de tournesol.

L'injection se fait dans la région fessière comme les injections mercurielles.

Injections intra-veineuses.

L'injection intra-veineuse met immédiatement en circulation tout l'arsénobenzol injecté et lui permet d'exercer aussitôt son action. Elle a rallié les suffrages de l'immense majorité des praticiens. Elle est sans danger si elle est faite avec toutes les précautions voulues d'asepsie, tant du côté de l'opérateur que du côté des solutions employées pour la préparation du médicament. Certaines maisons mettent à la disposition du médecin tout ce qui lui est nécessaire pour mener à bien assez facilement cette injection.

Il faut avoir :

1° Deux ampoules alcalines ;

2° Une ampoule acide ;

3° Une ampoule de sérum physiologique à 6 pour 1.000 de 250 centimètres cubes ;

4° Un ballon vide stérilisé, fermé d'un bouchon de caoutchouc à deux tubulures traversé par deux tubes de verre stérilisés et scellés à leur extrémité extérieure ;

5° Une baguette de verre caoutchouté ;

6° Une petite lime.

Il faut également un tube de caoutchouc de 2 mètres environ avec une aiguille en acier ou platine.

Préparation de la solution. — Dans le ballon vide stérilisé, mettre le contenu de l'une des deux ampoules alcalines ; ajouter la poudre d'arsénobenzol et agiter la solution jusqu'à dissolution avec l'agitateur de verre qu'on aura, au préalable, fait bouillir dans l'eau pendant vingt minutes.

Ajouter l'ampoule acide. Rendre homogène le précipité qui se forme en agitant avec la petite baguette de verre.

Ajouter l'autre ampoule alcaline pour redissoudre le précipité qui vient de se former.

Quand la dissolution est complète, verser dans le ballon l'ampoule de sérum physiologique qu'on aura fait tiédir au bain-marie dans de l'eau à 40 degrés environ, car, pendant l'écoulement, le liquide se refroidit légèrement.

La meilleure température pour l'injection se trouve vers 38 degrés.

Avec la lime, couper les deux extrémités des tubes de verre du ballon.

Sur le trajet du tube en caoutchouc, on place un index de verre pour surveiller l'écoulement du liquide. On le stérilise par ébullition ou à l'autoclave.

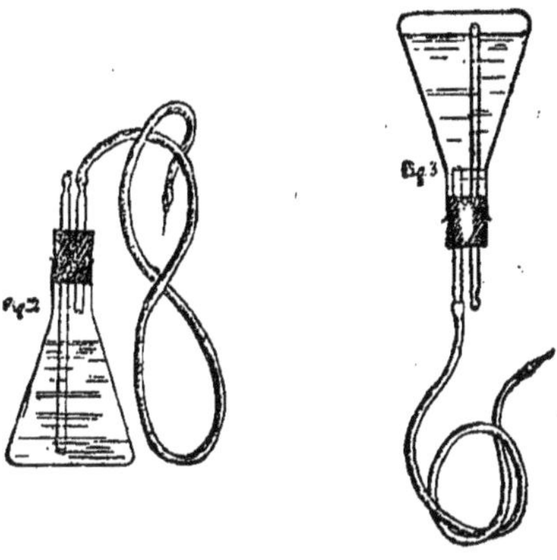

FIG. 6,

. L'injection se fait dans une veine du coude ou de l'avant-bras, après désinfection à la teinture d'iode ou à l'alcool. Nous n'entrerons pas dans les détails de l'injection qui sont du ressort de la médecine.

Disons seulement qu'une fois l'aiguille enfoncée dans la veine, on expurge l'air du tube en caoutchouc qui va au ballon en renversant ce dernier, comme le montre la figure, et on adapte le tube à l'aiguille qui est enfoncée dans la veine. On maintient le ballon à 1 m. 50 environ de façon à ce que le liquide mette dix à quinze minutes à passer dans la veine. On réglera l'écoulement par la hauteur du ballon.

Nous devons signaler, pour terminer, ce chapitre du « 606 », le Néosalvarsan « Creil », qui permet la préparation extemporanée et facile de la solution injectable neutre de Salvarsan sans le concours de soude. Les solutions de Néosalvarsan dans l'eau fraîchement distillée sont neutres et n'exercent aucune action sur les éléments du sang ou sur les cellules du lieu d'injection, ce qui facilite beaucoup l'injection intra-veineuse et intra-musculaire.

La solution s'opère instantanément à froid sans même agiter.

Comme doses :

0,15 de Néosalvarsan = 0,10 de Salvarsan
0,30   —   = 0,20   —

On l'emploie en injections intra-veineuses et intra-musculaires, mais non en injections sous-cutanées.

Préparation de la solution. — Il faut de l'eau récemment distillée, stérilisée et froide. On peut employer le sérum physiologique à 4 pour 1.000 à condition d'avoir du chlorure de sodium très pur. La solution doit être employée immédiatement et, dans aucun cas, on ne doit la conserver. Il ne faut jamais chauffer la solution.

Le Néosalvarsan est livré en ampoules que l'on doit ouvrir aseptiquement, c'est-à-dire qu'il faut frotter l'ampoule avec du coton stérilisé imbibé d'alcool et se servir d'une lime flambée.

TROISIÈME PARTIE

ESSAI ET DOSAGES DE CERTAINES AMPOULES COMMERCIALES

Nous présentons dans cette dernière partie les résultats des analyses que nous avons effectuées sur certaines ampoules du commerce de maisons différentes. Le pharmacien, en général, ne prépare pas les ampoules dont il a besoin. Il nous a donc paru bon de nous renseigner sur la valeur des produits commerciaux. Il existe, en effet, maintenant, dans le corps pharmaceutique, un courant d'idées à encourager qui a pour but de contrôler les produits livrés par le commerce. C'est ainsi qu'on a l'intention de créer des laboratoires d'essai des médicaments pour les pharmaciens.

Nous ne pouvions faire le dosage de toutes les ampoules courantes. Nous avons choisi parmi elles celles qui nous semblaient difficiles à réaliser, à cause de l'insolubilité des médicaments et aussi par le fait de matières premières très variables d'un fabricant à l'autre (cacodylate de fer, par exemple).

Nous avons préparé au préalable, pour certains produits, des solutions au même titre que celles contenues dans les ampoules, et sur celles-ci nous avons essayé des méthodes d'analyse simples et pratiques pour le pharmacien.

Ceci acquis, nous avons appliqué ces méthodes aux ampoules du commerce, après avoir vérifié si, dans les ampoules, se trouvait bien le médicament annoncé.

Pour les corps peu solubles, nous avons recherché rapidement les dissolvants ajoutés.

Il est, en effet, intéressant pour le pharmacien de savoir ces trois choses :

1° Dans les ampoules, se trouve-t-il véritablement le médicament annoncé ?

2° Existe-t-il en quantité correspondante à celle de l'étiquette ?

3° Les dissolvants employés pour certains conviennent-ils bien, et ne décomposent-ils pas le médicament dont on veut se servir ?

C'est ce que nous avons essayé de savoir pour certaines ampoules.

Ampoules de chlorhydrate de quinine à 0,50 par centimètre cube.

Il existe deux sortes de chlorhydrate de quinine : le chlorhydrate basique et le chlorhydrate neutre.

Chlorhydrate basique. — Ce sont des aiguilles, fines, longues, soyeuses, souvent groupées en houppes incolores, presque inaltérables à la température ordinaire, mais perdant 1 molécule d'eau à + 50 degrés. A + 100 degrés, il devient anhydre. Il se dissout dans 25 parties d'eau à +15 degrés et dans 1 partie d'eau bouillante, dans 3 parties d'alcool à + 15 degrés. Ses solutions sont légèrement alcalines au tournesol; elles ne sont pas fluorescentes. L'acide chlorhydrique dissout le chlorhydrate basique en le changeant en chlorhydrate neutre.

C'est le sel basique qui est indiqué par le Codex pour les solutions pour injections hypodermiques. L'antipyrine augmente beaucoup sa solubilité dans l'eau.

Chlorhydrate neutre. — Il cristallise en fines aiguilles groupées en masses mamelonnées contenant 2 molécules et demi d'eau de cristallisation. Il se dissout dans 0,67 partie d'eau à + 15 degrés en formant une solution sirupeuse. C'est le plus soluble dans l'eau des sels de quinine officinaux. La solution est fortement acide au tournesol. Obtenu par cristallisation dans l'alcool, il retient de l'alcool.

Ces deux sels sont employés en injections hypodermiques. Le chlorhydrate basique qui est peu soluble dans l'eau est solubilisé grâce à l'antipyrine, d'après les indications du Codex qui donne la formule suivante :

Chlorhydrate basique de quinine. . .   3
Antipyrine.   2
Eau distillée q. s. pour faire . . . . . 10 cc.

Le chlorhydrate neutre étant très soluble dans l'eau, il est facile de faire des solutions très concentrées sans dissolvant. Mais il est indispensable de les préparer avec du sel cristallisé et non pas avec du chlorhydrate basique dissous à l'aide de l'acide chlorhydrique, car on obtient des solutions très acides et douloureuses.

Nous avons préparé des solutions de ces deux sels pour nous assurer si elles sont facilement réalisables.

Pour le sel basique, nous avons préparé des solutions de titrages différents. Celle du Codex contenant 30 centigrammes de chlorhydrate basique de quinine et 20 d'antipyrine par centimètre cube se fait facilement. Nous avons préparé une deuxième solution contenant par centimètre cube 50 centigrammes de sel de quinine et 25 d'antipyrine. Elle est aussi réalisable.

Une fois en possession de ces deux solutions, nous en avons effectué le dosage, afin de voir si la méthode que nous voulions appliquer aux ampoules du commerce donnait de bons résultats. Nous avons titré les solutions avec N/10 NaOH en présence de phtaléine. Cette méthode est, en effet, la plus simple, celle qui convient le mieux au pharmacien quand on a affaire à une solution de l'alcaloïde dans l'eau sans impuretés qui est le cas pour les ampoules.

Peut-être pourrait-on employer un autre procédé si l'on craignait de se trouver en présence d'addition d'un acide pour faciliter la dissolution du chlorhydrate basique de quinine.

On procéderait ainsi :

On part d'une quantité de solution correspondant, par exemple, à 50 centigrammes de chlorhydrate de quinine. On ajoute 30 centimètres cubes de solution saturée de carbonate de soude. On agite avec 20 centimètres cubes d'éther et, après décantation, on lave la solution de carbonate de soude avec 10 centimètres cubes d'éther. L'éther recueilli est agité avec N/10 sulfurique, 20 centimètres cubes employés en quatre fois et on titre l'excès avec N/10 NaOH.

La première méthode est la plus simple ; c'est celle que nous avons employée.

Technique. — On mesure à la seringue de Pravaz ou à l'aide d'une petite pipette bien calibrée, 1 centimètre cube de la solution des ampoules devant contenir 50 centigrammes de chlorhydrate de quinine. On étend à 40 centimètres cubes environ avec de l'eau distillée et on titre avec la solution N/10 NaOH en présence de phtaléine (III gouttes). Le nombre de centimètres cubes trouvé multiplié par 0,039639 donne les résultats cherchés quand il s'agit du chlorhydrate basique de quinine. Si l'on se trouve en présence du chlorhydrate neutre, on multiplie le nombre de centimètres cubes N/10 NaOH trouvé par 0,0220825.

Nous avons fait le dosage sur des ampoules de quatre maisons différentes. Nous les avons répétés trois fois pour chaque échantillon. Dans trois échantillons, nous nous sommes trouvé en présence de chlorhydrate basique de quinine dissous à la faveur de l'antipyrine, comme l'indique le Codex. Les solutions de ces ampoules ont donné les réactions de l'antipyrine : perchlorure de fer coloration rouge, acide nitrique coloration rouge.

Dans le quatrième échantillon, il s'agissait du sel neutre ne contenant pas d'antipyrine et, par conséquent, non conforme aux prescriptions du Codex.

Nous devons, en outre, signaler l'emploi fréquent de sels de quinine cristallisés au sein d'un milieu hydroalcoolique, lesquels renferment un surplus de ces liquides comme élément de cristallisation. Nous ne serons donc pas surpris de trouver, à l'analyse, des chiffres un peu trop faibles, ce qu'on ne peut pas considérer comme une tromperie.

Chaque ampoule de chlorhydrate de quinine doit contenir 50 centigrammes de sel. Nous avons fait porter nos analyses sur quatre échantillons commerciaux et sur chacun d'eux, nous avons fait trois analyses que nous désignons par *a, b, c*. La solution titrée employée est la solution N/10 NaOH.

1 centimètre cube N/10 NaOH correspond à 0,00365 d'acide chlorhydrique.

1 centimètre cube N/10 NaOH correspond à 0,039639 de chlorhydrate basique de quinine.

1 centimètre cube N/10 NaOH correspond à 0,0220825 de chlorhydrate neutre de quinine.

Dans les trois premiers échantillons, nous nous sommes trouvé en présence de chlorhydrate basique de quinine. Nous avons donc multiplié le nombre de centimètres cubes N/10 NaOH par 0,039639.

Dans le quatrième échantillon, il s'agissait du sel neutre et, par suite, nous avons multiplié le nombre de centimètres cubes N/10 NaOH par 0,0220825.

Résultats.

	a	b	c
1er Echantillon	11 cc. 4 N/10 NaOH	11 cc. 2 N/10 NaOH	11 cc. 7 N/10 NaOH
Sel basique.	0 gr. 4518846	0 gr. 4439568	0 gr. 4637763
2e Echantillon	11 cc. 9 N/10 NaOH	12 cc. 2 N/10 NaOH	12 cc. N/10 NaHO
Sel basique.	0 gr. 4717041	0 gr. 4835958	0 gr. 475668
3e Echantillon	11 cc. 3 N/10 NaOH	11 cc. 2 N/10 NaOH	11 cc. 4 N/10 NaOH
Sel basique.	0 gr. 4479207	0 gr. 4439568	0 gr. 4518846
4e Echantillon	20 cc. 3 N/10 NaOH	20 cc. 4 N/10 NaOH	20 cc. 3 N/10 NaOH
Sel neutre .	0 gr. 44827475	0 gr. 450483	0 gr. 44827475

Les échantillons commerciaux examinés paraissent un peu inférieurs à la dose annoncée, mais cela doit tenir, comme nous l'avons dit, à ce que les sels de quinine étaient cristallisés dans un milieu hydroalcoolique.

Ampoules de glycérophosphate de soude
à 0,20 par centimètre cube.

Le glycérophosphate de soude est en masses pâteuses, déliquescentes, ne devenant solides que vers + 140 degrés, très solubles dans l'eau en donnant une solution légèrement alcaline. C'est un produit qui est difficile à obtenir cristallisé. Aussi le Codex a-t-il adopté comme produit officinal la solution aqueuse à 50 pour 100.

On trouve pourtant dans le commerce un glycérophosphate de soude sec, cristallisé en petites paillettes blanches très solubles dans l'eau. Cette solution donne toutes les réactions des glycérophosphates et, en plus, additionnée de son volume d'une solution de sublimé au $1/20^e$, elle donne un précipité brun kermès. Le sel cristallisé est un diglycérophosphate monosodique et le sel pâteux un glycérophosphate disodique. On le remplace quelquefois par une masse pâteuse de phosphate de soude et de glycérine.

En face de ces produits différents, il était intéressant de vérifier la qualité et la quantité des produits contenus dans les ampoules.

Nous avons d'abord recherché si nous nous trouvions bien en présence de glycérophosphate de soude et non d'un mélange de phosphate de soude et glycérine. Sur les trois échantillons examinés, aucun ne nous a donné les réactions des phosphates : avec l'acétate d'urane, nous n'avons pas obtenu de précipité jaune pâle ; avec le nitro-molybdate d'ammoniaque, pas de précipité jaune à froid ; avec l'azotate d'argent, pas de précipité jaune soluble dans l'ammoniaque et l'acide azotique, et enfin, avec le chlorure de baryum, pas de précipité blanc.

Comme procédé de dosage, nous avons détruit la matière organique et titré ensuite par la liqueur d'urane avec le ferrocyanure de potassium comme indicateur. C'est un procédé pratique et qui donne des résultats satisfaisants.

On aurait pu aussi employer le procédé du Codex, qui consiste en ceci : on décompose le sel par la chaleur, puis on calcine la matière charbonneuse avec quatre ou cinq parties d'azotate alcalin. On épuise le produit de l'incinération par de l'eau bouillante additionnée d'acide acétique. On élimine le calcium en ajoutant de l'acétate de soude et de l'acide oxalique; on agite et on laisse reposer deux heures. On sépare par filtration l'oxalate de chaux éliminé et on lave à l'eau distillée. On réunit les liqueurs, évapore et calcine le résidu pour détruire l'acide oxalique. On reprend par l'acide chlorhydrique dilué et on dose l'acide phosphorique à l'état de pyrophosphate de magnésie. Pour cela, on sature par de l'ammoniaque dilué jusqu'à réaction faiblement alcaline. On ajoute un peu de solution de chlorure d'ammonium et de la mixture magnésienne. Après quelque temps, on ajoute de l'ammoniaque dilué et on laisse reposer pendant douze heures. On filtre, lave le précipité avec un mélange de 3 parties d'eau distillée et 1 partie d'ammoniaque jusqu'à ce que l'eau de lavage, acidifiée par l'acide azotique, ne trouble plus par l'azotate d'argent. On dessèche, incinère et pèse.

Nous n'avons pas employé ce procédé par pesée, car il nous a paru un peu long pour le pharmacien.

Technique. — On mesure 1 centimètre cube de solution pour injections devant contenir 20 centigrammes de glycérophosphate de soude. On le verse dans une capsule contenant environ 2 grammes d'un mélange fait, au préalable, de 2 parties d'azotate de potasse, 1 partie carbonate de potasse et 1 partie carbonate de soude.

On calcine en prenant la précaution de maintenir toujours un peu de poudre oxydante à la surface et on détruit ainsi la matière organique. On dissout ensuite le résidu dans de l'eau distillée et un peu d'acide acétique et on titre par la liqueur d'urane avec le ferrocyanure de potassium comme indicateur.

On devra employer 13 centimètres cubes de liqueur empirique d'urane correspondant à 0,005 d'acide phosphorique par centimètre cube.

Résultats.

		1er dosage	2e dosage	3e dosage
Echantillon	I .	0,20	0,1980	0,1997
—	II .	0,1974	0,2027	0,2212
—	III .	0,2129	0,2017	0,1916

Les échantillons commerciaux examinés contenaient donc bien la dose annoncée.

Ampoules de glycérophosphate de chaux à 0,06 par centimètre cube.

Le glycérophosphate de chaux est une poudre légère, cristalline, blanche, soluble environ dans 25 parties d'eau froide (les acides, même l'acide carbonique et citrique facilitent sa dissolution), presque insoluble dans l'eau bouillante, insoluble dans l'alcool fort. D'ailleurs, la solubilité des produits commerciaux est très variable ; elle est d'autant plus grande qu'ils retiennent davantage d'acide glycérophosphorique. Néanmoins, tous les produits commerciaux que nous avons examinés n'ont pu se dissoudre dans l'eau distillée à 6 pour 100 sans adjuvant. A l'ébullition, le sel devient insoluble. Par ébullition prolongée, il se décompose en mettant en liberté de l'acide phosphorique.

Réactions. — Nous avons essayé sur les liquides des ampoules des réactions pour nous rendre compte si nous avions bien réellement des solutions de glycérophosphate de chaux.

Nous n'avons pas obtenu de précipité par le nitrate d'argent. En évaporant la solution et en calcinant, nous avons eu un résidu devenant noir, à odeur d'acroléine. Ce résidu, repris par l'acide azotique, donne, avec le molybdate d'ammoniaque, un précipité jaune. Toutes ces réactions démontrent que nous avions bien du glycérophosphate de chaux et non du phosphate monocalcique. Nous avons également essayé les réactions du calcium pour savoir si nous n'avions pas en solution un autre glycérophosphate, de soude par exemple : l'acide sulfurique donne un précipité blanc, l'oxalate d'ammonium donne lentement un précipité blanc d'oxalate de chaux très soluble dans l'acide chlorhydrique et l'acide azotique, insoluble dans l'acide acétique.

Dosage. — Etant bien en présence d'ampoules de glycérophosphate de chaux, nous en avons effectué le dosage.

On casse deux ampoules et, avec une pipette graduée, on prélève exactement 1 centimètre cube du liquide. Cette solution est mélangée avec de la poudre oxydante (2 parties azotate de potasse, 1 partie carbonate de potasse, 1 partie carbonate de soude) et on calcine jusqu'à ce qu'il n'y ait plus de résidu noir. On laisse refroidir. On reprend par de l'acide chlorhydrique dilué. Après dissoution on ajoute de la soude jusqu'à formation d'un précipité blanc permanent (phosphate de chaux). On redissout par quelques gouttes d'acide acétique. Dans ces conditions, on a un liquide sur lequel on fait un dosage d'acide phosphorique par la liqueur titrée d'urane avec le ferrocyanure de potassium comme indicateur.

Les ampoules que nous avons essayées, provenant de trois maisons différentes, ont été titrées de cette façon.

Nous avons en outre recherché sur ces ampoules la présence d'acide citrique qui facilite la dissolution du glycérophosphate de chaux. Sur les trois échantillons nous avons constaté des réactions positives.

Résultats :

I . . . . 0 gr. 0594
II. . . . . 0 gr. 0603
III. . . . . 0 gr. 0619

Les échantillons contenaient donc bien la quantité voulue en dissolution à la faveur d'acide citrique.

Ampoules de benzoate de mercure à 2 centigrammes par centimètre cube.

Le benzoate de mercure est une poudre blanche, cristalline, presque insoluble dans l'eau, peu soluble dans l'alcool, plus soluble dans une solution alcoolique d'acide benzoïque, peu soluble dans l'éther. Il se dissout à chaud dans une solution aqueuse de benzoate de soude, mais par refroidissement, la majeure partie du benzoate de mercure recristallise. Il est très soluble dans une solution aqueuse de benzoate d'ammoniaque à la condition que le sel ammoniacal soit neutre ou légèrement alcalin. Pour parer à l'insolubilité de ce sel dans l'eau, plusieurs formules pour injections hypodermiques ont été proposées.

Certains dissolvent le benzoate de mercure avec du chlorure de sodium. Le Dr Desesquelle emploie le benzoate d'ammoniaque bien neutre. Nous allons voir quel est le meilleur dissolvant.

Le benzoate de mercure est non seulement dissous mais décomposé par le chlorure de sodium en donnant du benzoate de soude et du chlorure mercurique. M. R. Varet a démontré ce fait en se basant sur des données thermochimiques. Il est donc irrationnel d'indiquer le chlorure de sodium comme agent de dissolution du benzoate de mercure, car, en réalité, ce qu'on utilise n'est qu'un mélange de chloro-mercurate de soude, de chlorure de sodium et de benzoate de soude. On a constaté que l'acide chlorhydrique et les chlorures transforment intégralement le benzoate de mercure en sublimé et inversement, le benzoate de soude n'a pas d'action sur le sublimé. Il n'est donc pas besoin de partir du benzoate de mercure. Il serait beaucoup plus simple de prescrire des solutions de bichlorure de mercure dans le sérum artificiel chloruré, le benzoate de soude n'ayant pas d'action thérapeutique sur la syphilis.

Il est donc préférable d'employer la formule du Dr Desesquelle au benzoate d'ammoniaque bien neutre. Il arrive parfois, qu'au bout d'un instant, il se forme un précipité dû. à la mise en liberté d'acide benzoïque. Il suffit d'ajouter quelques gouttes d'ammoniaque pour redissoudre l'acide benzoïque et obtenir une solution parfaite.

Cette solution offre un autre avantage, c'est qu'elle ne coagule pas les matières albuminoïdes du sérum sanguin. Si, par hasard, la piqûre était faite dans un vaisseau, il n'y aurait pas à craindre d'embolie.

La meilleure formule est donc celle-ci (Dr Desesquelle) :

<pre>
Benzoate de mercure   1
Benzoate d'ammoniaque neutre . . .   5
Eau distillée q. s. pour . . . . . . 10 cc.
</pre>

Nous avons examiné trois échantillons d'ampoules. Dans deux cas, la dissolution était faite au moyen du chlorure de sodium. Dans le troisième nous n'en n'avons pas trouvé de trace. Etant donné que dans chacun de ces échantillons nous avons trouvé de l'acide benzoïque, nous sommes fondé à croire que le benzoate de mercure a bien été employé. Mais, en présence du chlorure de sodium, il y a eu double décomposition comme nous l'avons dit. En essayant sur une solution faite par nous, la réaction de passage est très nette, si, au lieu d'employer le chlorure de sodium, on emploie l'iodure. Il y a formation de biiodure rouge de mercure, lequel se dissout dans l'iodure de sodium.

Dosage. — On part d'un nombre d'ampoules suffisant pour faire 15 centimètres cubes de solution présentée comme contenant 2 centigrammes de benzoate de mercure par centimètre cube. On étend à 60 centimètres cubes avec

de l'eau distillée, on ajoute III à IV gouttes d'acide chlorhydrique et on fait passer un courant d'hydrogène sulfuré
jusqu'à refus. On filtre et on recueille le précipité sur
deux filtres tarés. On lave avec de l'eau distillée jusqu'à
ce qu'on obtienne plus de précipité avec les sels d'argent,
ce qui prouve l'absence de sulfure. L'acide benzoïque, en
si petite quantité, ne précipite pas. On a donc un sulfure
de mercure pur. On le sèche et pèse. Le poids trouvé
multiplié par 1,81 et divisé par 15, donne le benzoate de
mercure dans 1 centimètre cube.

Résultats.

		1er dosage	2e dosage	3e dosage
Echantillon	I .	0,0205	0,0198	0,0203
—	II .	0,0201	0,0210	0,02
—	III .	0,0207	0,0199	0,0209

Les échantillons contenaient donc bien la dose de benzoate de mercure, mais nous avons une critique à faire :
c'est de signaler l'emploi du chlorure de sodium comme
dissolvant dans deux cas sur trois. Dans le dernier cas,
on avait employé le benzoate d'ammoniaque.

Ampoules de salicylate de mercure
à 0,10 par centimètre cube.

Il existe quatre salicylates de mercure : deux salicylates
mercureux et deux salicylates mercuriques. Ce sont les
deux derniers qu'on emploie, le neutre et le basique,
celui-ci étant le plus stable.

Le salicylate de mercure est une poudre blanche,
amorphe, sans odeur ni saveur, insoluble dans l'eau et

l'alcool, neutre au tournesol. Il est soluble dans les solutions de soude, de chlorure et iodure de potassium, de benzoate et salicylate d'ammoniaque. Le mercure y est dissimulé, aussi ne donne-t-il qu'en partie les réactions des sels de mercure. Mais les acides minéraux libèrent l'acide salicylique. La potasse caustique en précipite de l'oxyde jaune de mercure. Le cyanure de potassium décompose instantanément ce sel.

Après traitement par un acide minéral, on obtient les réactions du mercure et de l'acide salicylique. Avec l'hydrogène sulfuré, un précipité noir ; avec la soude, un précipité d'oxyde jaune de mercure ; avec l'ammoniaque un précipité blanc. Avec le perchlorure de fer, une coloration violette (acide salicylique) mais pas en présence de l'acide chlorhydrique.

On a indiqué des procédés de dissolution de ce sel dans l'eau. M. Vacher l'emploie en injections hypodermiques en se servant de celui qu'on peut obtenir par double décomposition du chlorure mercurique par le salicylate de soude et qui est soluble à la faveur du chlorure de sodium produit. M. Lajoux opère sa dissolution avec une solution à 4 pour 100 de benzoate ou salicylate d'ammonium qu'il obtient en neutralisant exactement par l'ammoniaque 3 gr. 51 d'acide benzoïque ou 3 gr. 56 d'acide salicylique. 50 centimètres cubes de l'une des deux solutions suffisent à dissoudre 1 gramme de salicylate de mercure.

On étend à 100 centimètres cubes avec de l'eau distillée.

Malgré ces procédés de dissolution, il est très difficile de se procurer, dans le commerce, des ampoules aqueuses de salicylate de mercure. Nous n'avons pu trouver que des ampoules contenant des suspensions huileuses du produit, faites à la faveur d'huile de vaseline.

Dosage. — En épuisant par de l'acide nitrique dilué et chaud un volume déterminé de la suspension, on laisse en solution dans le corps gras l'acide salicylique et le mercure passe à l'état de nitrate de mercure en solution. On alcalinise la solution ainsi obtenue avec de la soude, on acidifie par l'acide chlorhydrique et on fait passer un courant d'hydrogène sulfuré. On recueille le précipité de sulfure de mercure sur un double filtre taré, on lave, sèche et pèse. Le poids de sulfure de mercure trouvé, multiplié par 1,90, donne le résultat en salicylate de mercure. Nous avons opéré sur 10 centimètres cubes de la suspension, présentés comme devant contenir 1 gramme de salicylate de mercure.

Sur trois échantillons examinés, nous avons obtenu :

$$
\begin{aligned}
&\text{I} \ldots \ldots \ldots \quad 0 \text{ gr. } 969 \\
&\text{II} \ldots \ldots \ldots \quad 0 \text{ gr. } 931 \\
&\text{III} \ldots \ldots \ldots \quad 0 \text{ gr. } 988
\end{aligned}
$$

Les résultats correspondent donc sensiblement à la dose annoncée.

Ampoules d'huile grise à 0,40 par centimètre cube.

L'huile grise fait partie de ce qu'on appelle les injections massives de mercure, c'est-à-dire que l'on injecte en une seule fois, une quantité relativement forte de mercure insoluble, qui se dissout petit à petit sous l'influence des liquides de l'organisme.

L'huile grise contenant 40 centigrammes de mercure par

centimètre cube est une préparation du Codex. Pour l'obtenir, il donne le mode opératoire suivant :

    Mercure purifié   40
    Graisse de laine   26
    Huile de vaseline 60

Opérez la stérilisation de la graisse de laine en la chauffant après fusion et filtration, soit dans une fiole conique en verre de Bohême, à une température de + 120 degrés, pendant vingt minutes, soit dans un flacon hermétiquement bouché et maintenu à l'autoclave, à + 120 degrés pendant le même temps. Stérilisez l'huile de vaseline de la même manière.

Flambez soigneusement à l'alcool un mortier et son pilon ; versez-y le mercure, ajoutez la graisse de laine et battez jusqu'à extinction complète du mercure. Ajoutez ensuite l'huile de vaseline par petites portions et battez pour obtenir un mélange bien intime. Faire toutes ces manipulations dans des conditions rigoureuses d'aseptie.

L'huile grise ainsi obtenue est de consistance fluide à 15-20 degrés et de couleur gris très foncé. Cependant dans les ampoules que nous avons examinées la préparation était de consistance mi-solide. Les fabricants ont d'ailleurs soin de recommander de plonger des ampoules dans de l'eau chaude avant de les ouvrir. Sans cette précaution, on ne pourrait aspirer le médicament avec la seringue.

Dosage. — Pour effectuer l'analyse, on part de 1 centimètre cube mesuré à la seringue de Pravaz et devant contenir 40 centigrames de mercure. On liquéfie au préalable le mélange en plongeant l'ampoule dans de l'eau chaude. Puis, dans une petite capsule tarée + 1 gramme, on introduit 1 centimètre cube d'huile grise. On agite au moyen d'un agitateur avec 10 centimètres cubes d'éther, on décante et laisse évaporer. On réunit ce qui reste au moyen de l'agitateur en un globule de mercure et on répète le lavage à l'éther jusqu'à ce qu'on obtienne une capsule propre et un globule de mercure brillant. On laisse évaporer à l'air et on pèse. On doit obtenir 40 centigrames de mercure.

Nous avons examiné trois échantillons chacun trois fois.

Résultats.

		a	*b*	*c*
Echantillon	I . .	0,40	0,40	0,40
—	II . .	*Idem*	*Idem*	*Idem*
—	III . .	*Idem*	*Idem*	*Idem*

Les échantillons commerciaux étaient donc exactement titrés. C'est d'ailleurs le seul produit pour lequel nous avons obtenu des résultats absolument conformes à ce qu'ils devaient être.

Ampoules de cacodylate de fer à 0,10 par centimètre cube.

Ce corps n'étant pas inscrit au Codex avec un mode spécial de préparation, nous avons trouvé dans le commerce des produits assez différents. Parmi ceux-ci, deux ont été utilisés par les droguistes dans la confection de leurs ampoules.

Le premier est un sel au minimum ayant trois molécules d'eau, dont la formule serait :

$$[O = As = (CH^3)^2 — O]^3 \ Fe^3 \ H^2O.$$

Un second sel au maximum, ne perd rien par dessiccation à 70 degrés. Il nous faut ajouter que le premier de ces produits se transforme facilement en sel au maximum pendant la solution à chaud, surtout si l'eau dont on se sert n'a pas été bouillie.

Caractères. — Le cacodylate de fer au minimum se présente sous l'aspect d'une poudre jaune verdâtre, très soluble dans l'eau.

Le sel au maximum est constitué par des paillettes ne perdant rien à l'étuve à 70 degrés. Il a pour formule :

$$[O = As = (CH^3)^2 \ O]^6 \ Fe^2.$$

Dosage. — On traite 10 centimètres cubes du liquide des ampoules, présenté comme devant contenir 1 gramme de cacodylate de fer, par quelques gouttes d'acide azotique, puis par de l'ammoniaque en excès en présence de chlorhydrate d'ammoniaque. Le précipité recueilli sur un filtre est lavé, desséché, calciné et pesé.

Le premier de ces sels a donné, pour deux analyses faites, un résidu de 20 centigrames, tandis que le deuxième n'en a donné que 17, ce qui correspond à la formule pour le sel ferreux :

$$[O = As = (CH^3)^2O]^3 \ Fe.$$

Résultats.

1er échantillon : sel ferrique . . . 1 gr. 16
2e — sel ferreux . . . 0 gr. 991

Les résultats sont donc en concordance avec la dose de l'étiquette.

Ampoules de cacodylate de magnésie à 0,05
par centimètre cube.

C'est un sel soluble dans l'eau très riche en acide cacodylique. 1 gramme représente environ 92 centigrammes d'acide cacodylique, soit 48 centigrammes d'arsenic. La solution dans l'eau, si elle est un peu concentrée, est sirupeuse.

Il donne les réactions des cacodylates. On met dans un tube 10 centimètres cubes de solution d'acide hypophosphoreux et 10 centimètres cubes d'acide chlorhydrique et un peu du sel. On bouche. Au bout d'un temps variable, suivant la proportion de cacodylate, il se développe une odeur cacodylique très nette.

L'hyposulfite de soude et l'acide chlorhydrique dans les mêmes conditions donnent les mêmes résultats.

Dans quelques grammes de mélange oxydant on projette un peu du cacodylate, il se produit immédiatement une odeur cacodylique.

Ce sel présente également les réactions des sels magnésiens. Avec l'ammoniaque, il se produit un précipité d'hydrate de magnésie blanc très soluble dans les sels ammoniacaux. Avec le carbonate de soude, un précipité blanc d'hydrocarbonate de magnésie, en prenant soin de ne pas faire bouillir. Le phosphate de soude avec du chlorure d'ammonium et de l'ammoniaque donne un précipité de phosphate ammoniaco-magnésien qui se dissout dans les acides.

Dosage. — Nous avons effectué le dosage des ampoules à l'état de pyrophosphate de magnésie.

On prélève 10 centimètres cubes de la solution des

ampoules devant contenir 50 centigrammes de cacodylate
de magnésie. On étend à 30 centimètres cubes avec de
l'eau distillée. On ajoute 10 centimètres cubes de chlorhydrate d'ammoniaque à 10 pour 100 et 10 centimètres cubes
de phosphate de soude à 10 pour 100 également. On alcalinise fortement avec de l'ammoniaque et on laisse reposer.
On décante, recueille le précipité sur un filtre. On lave,
sèche, calcine et pèse le précipité.

Résultats. — La majeure partie des ampoules essayées
nous a donné un résidu de 8 centigrammes de pyrophos -
phate de magnésie, ce qui correspondrait à 504 milligrammes de cacodylate de magnésie.

Une autre série d'ampoules ne nous a donné que 6 centigrammes de pyrophosphate de magnésie, ce qui corres-
pondait à 378 milligrammes de cacodylate de magnésie,
au lieu de 50 centigrammes annoncé. Il est probable que
dans ces résultats différents, nons avons eu des sels non
semblables dont la préparation peut varier avec les fabricants, le produit n'étant pas inscrit au Codex.

En résumé, une série d'ampoules a donné des résultats
inférieurs à ce qu'ils devaient être.

Ampoules de cacodylate de mercure à 1 centigramme par centimètre cube.

C'est un sel blanc relativement peu soluble dans l'eau.
Il présente des réactions de cacodylates, c'est-à-dire qu'il
dégage l'odeur cacodylique avec l'acide hypophosphoreux
et l'acide chlorhydrique de même qu'avec l'hyposulfite de
soude et l'acide chlorhydrique. Il en est de même si on le
projette dans le mélange oxydant.

Dosage. — La technique de dosage est celle que nous avons employée pour les sels de mercure. Elle consiste à prélever 20 centimètres cubes de la solution contenue dans les ampoules, ce qui doit correspondre à 20 centigrammes de cacodylate de mercure. On traite cette solution, acidifiée au préalable, par quelques gouttes d'acide chlorhydrique par un courant d'hydrogène sulfuré. On recueille le précipité sur un double filtre taré, lave, sèche et pèse.

Résultats. — Sur trois échantillons d'ampoules soumis à l'analyse chacun plusieurs fois, nous avons trouvé 9 centigrammes de sulfure de mercure, ce qui correspond à peu près au rendement théorique qui doit être de 97 milligrammes de sulfure de mercure pour 20 centigrammes de cacodylate.

Les ampoules contenaient donc la dose annoncée.

CONCLUSIONS

I. — Dans ce travail, nous avons condensé les diverses méthodes de préparation des ampoules pour injections hypodermiques.

II. — La nature du verre employé pour les ampoules est d'une extrême importance. On doit se servir de verres neutres ne cédant pas d'alcali pendant la stérilisation. Il faut des verres ni calcaires, ni plombiques. On s'en tiendra aux verres à peu près inaltérables comme les verres d'Iéna.

III. — Comme mode de remplissage des ampoules, le plus pratique semble être l'emploi de la trompe à eau avec la cloche à vide.

IV. — La stérilisation des ampoules doit être très minutieuse. On emploiera de préférence l'autoclave à 110-120 degrés. Pour les médicaments décomposables à cette température, on aura recours à la tyndallisation ou à la filtration à la bougie.

V. — Nous avons étudié les propriétés physiques, chimiques et pharmacologiques du bichlorhydrate de dioxydiamido -arseno-benzol.

VI. — Des analyses que nous avons faites, il résulte que la quantité de médicament des ampoules commerciales correspond bien en général à la dose annoncée.

VII. — Cependant, nous devons faire remarquer qu'on n'emploie pas toujours des formules parfaites pour la préparation des solutions. Ainsi, dans les ampoules de benzoate de mercure, dans deux échantillons sur trois analysés, nous avons trouvé que ce médicament avait été dissous à la faveur du chlorure de sodium, d'où il résulte une double décomposition et, par conséquent, un médicament tout différent de celui que l'on veut employer.

VIII. — Dans les ampoules de chlorhydrate de quinine, nous avons trouvé des quantités du médicament un peu inférieures à la dose annoncée. Il est probable que cela provient de sels de quinine cristallisés dans un milieu hydroalcoolique qui ont retenu un surplus de ces liquides comme élément de cristallisation.

IX. — Nous devons signaler aussi que, pour certains médicaments non inscrits au Codex, on trouve dans le commerce des produits assez différents. C'est ainsi que dans les ampoules de cacodylate de fer, nous nous sommes trouvé en présence tantôt d'un sel ferreux, tantôt d'un sel ferrique. De même, pour les ampoules de cacodylate de magnésie, nous sommes arrivé à des résultats d'analyse notablement différents, ce qui provient, sans doute, de produits non semblables.

BIBLIOGRAPHIE

ANDOUARD, *Pharmacie.*

BARRAL, *Précis d'analyse chimique qualitative.*

— *Précis d'analyse chimique quantitative.*

BOCQUILLON-LIMOUSIN, *Médicaments nouveaux.*

Bulletin des Sciences pharmacologiques, mars 1902.

Codex, 1908.

CROLAS et MOREAU, *Précis de Pharmacie chimique.*

GÉRARD, *Manipulations de Pharmacie.*

GILBERT et YVON, *Formulaire.*

Journal de Pharmacie et Chimie, avril 1912.

La stérilisation des liquides injectables, Lesure, Paris, 1910.

La Pharmacie Française, juin 1909 ; mai 1912.

Manuel d'Opothérapie, Laboratoire Chaix.

Monde médical.

Néosalvarsan, Laboratoire Duputel, Creil (Oise).

Novarsan Français.

Revue pharmaceutique d'Hypodermie, février 1907 ; mars 1911 ;
février 1912.

SIGALAS, *Physique médicale.*

Stérilisation et emploi des solutions hypodermiques, Duffour,
Toulouse, 1905.

TABLE DES MATIÈRES

Lyon. — Imprimerie J. SAILLARD, 15, rue Bouteille. — 62112.

www.ingramcontent.com/pod-product-compliance
Ingram Content Group UK Ltd.
Pitfield, Milton Keynes, MK11 3LW, UK
UKHW020920120726
13693UKWH00003B/1093